儿童自闭症防治100问

张青龙 主编

院士 国医大师 石学敏

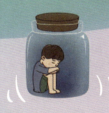

全国百佳图书出版单位
中国中医药出版社
·北京·

图书在版编目（CIP）数据

儿童自闭症防治100问 / 张青龙主编. —北京：中国中医药出版社，2023.7
ISBN 978－7－5132－8244－4

Ⅰ.①儿…　Ⅱ.①张…　Ⅲ.①小儿疾病—孤独症—防治—问题解答　Ⅳ.① R749.94-44

中国国家版本馆 CIP 数据核字（2023）第 106751 号

中国中医药出版社出版
北京经济技术开发区科创十三街 31 号院二区 8 号楼
邮政编码　100176
传真　010-64405721
河北品睿印刷有限公司印刷
各地新华书店经销

开本 880×1230　1/32　印张 6.25　字数 126 千字
2023 年 7 月第 1 版　2023 年 7 月第 1 次印刷
书号　ISBN 978－7－5132－8244－4

定价　48.00 元
网址　www.cptcm.com

服 务 热 线　010-64405510
购 书 热 线　010-89535836
维 权 打 假　010-64405753

微信服务号　zgzyycbs
微商城网址　https://kdt.im/LIdUGr
官 方 微 博　http://e.weibo.com/cptcm
天猫旗舰店网址　https://zgzyycbs.tmall.com

如有印装质量问题请与本社出版部联系（010-64405510）
版权专有　侵权必究

《儿童自闭症防治 100 问》编委会

主　审　刘振寰　张　明
主　编　张青龙
副主编　吴　敏　冷贵生　朱先康　唐　亮　周忠蜀
编　委　（按姓氏笔画排序）
　　　　　王　磊　吕建光　纪烈琴　李秀明　杨　燕
　　　　　张　静　陈　刚　黄大斌　樊风海　穆英慧
总策划　黄春池
策　划　温俊宇　王　娜

序 言

　　自闭症是广泛性发育障碍中最常见、最具有代表性的疾病，由脑神经发育异常引起，以交流语言障碍和行为异常为基本特征，是一种严重的发育障碍性疾病。本病多于婴幼儿期起病，在36月龄前发现症状，国内现有12岁以下自闭症患儿数量超过200万，对个人发育和家庭生活造成严重影响。

　　大部分自闭症患儿在1.5～2岁出现相应症状和表现，家长越早发现孩子症状和表现，越早诊断，越早治疗，恢复越好，预后也越好。6岁以前是治疗自闭症的黄金阶段，学龄期以后，语言能力、行为纠正、认知能力恢复比较缓慢，所以说，早期认识到自闭症危害、早期干预治疗是相当重要的。

　　自闭症属于中医学"五迟""癫证"等疾病范畴，在中医学理论指导下，利用脏腑、八纲、三焦等分型辨证，通过食疗、药物、针灸、推拿等方法标本兼治，症状可得到明显缓解和改善。国内外针灸治疗自闭症的研究也越来越多，有研究显示，针灸治疗2～6岁自闭症的有效率能达到80%以上。近年来，许多医学专家将中医药、针灸疗法、超低频重复经颅磁等治疗方法引入自闭症治疗中，取得了显著效果。

　　本书主编从事儿科临床和科研工作近30年，在中西医结合治疗小儿神经系统、行为发育系统疾病方面有较深造诣。

所有参编者均是从事多年自闭症防治工作的副主任医师及以上职称专家。本书通过通俗易懂的语言、一问一答的形式，图文结合，并配有专家问答短视频，快速帮助自闭症患儿家长了解疾病，尽可能做到早就诊、早诊断、早治疗。

此贺本书顺利付梓，诚挚推荐本书给需要的朋友。

中国工程院院士、国医大师

2023 年 1 月

目 录

基 础 篇

1. 什么是自闭症 …………………………………… 3
2. 自闭症是如何得的 ……………………………… 4
3. 自闭症和孕期哪些因素有关 …………………… 7
4. 自闭症都有哪些表现 …………………………… 8
5. 自闭症分为几型 ………………………………… 10
6. 自闭症会遗传吗 ………………………………… 11
7. 自闭症患儿究竟有没有最佳干预时间 ………… 12
8. 自闭症患儿为什么越早干预治疗越好呢 ……… 14
9. 都是自闭症,为什么症状不一样 ……………… 16
10. 自闭症和发育迟缓有什么不同 ………………… 17
11. 自闭症患儿都不会说话吗 ……………………… 19
12. 自闭症患儿都会挑食吗 ………………………… 21
13. 自闭症患儿的智力都落后吗 …………………… 22
14. 自闭症和多动症有什么区别 …………………… 23
15. 自闭症患儿为什么大多情绪兴奋 ……………… 24

16. 老大是自闭症，我可以生二胎吗 …………………………… 26
17. 孩子出生时脸发紫，医生说缺氧，
    以后会患上自闭症吗 …………………………………… 27
18. 男孩和女孩自闭症的患病率一样吗 ………………………… 29
19. 自闭症的共患病有哪些 ……………………………………… 30
20. 肠道菌群与自闭症有什么关系 ……………………………… 32
21. 自闭症是一种心理疾病吗 …………………………………… 34
22. 自闭症会被误诊吗 …………………………………………… 35
23. 什么是自闭症 ABA 训练模式 ……………………………… 37
24. 什么是自闭症的共同注意缺陷 ……………………………… 38
25. 自闭症患儿的"同"与"不同"症状有哪些 ……………… 40
26. 什么是"阿斯伯格" ………………………………………… 43
27. 自闭症是看电视或玩手机造成的吗 ………………………… 45
28. 家长怎样才能早发现自闭症患儿 …………………………… 46
29. 诊断自闭症的检查方法有哪些 ……………………………… 48
30. 自闭症常用的评估及检查有哪些 …………………………… 50
31. 自闭症患儿将来能自食其力吗 ……………………………… 51
32. 孩子上学后才发现自闭症，还能治疗吗 …………………… 53
33. 孩子通过治疗能上学了，以后可以结婚生子吗 …………… 55

家 庭 篇

34. 在家如何开展早期 ABA 训练 ……………………………… 59
35. 自闭症患儿在生活饮食上需要注意什么 …………………… 61
36. 如何在家对自闭症患儿进行感觉统合训练 ………………… 63

37. 家长带孩子训练失败的原因有哪些 …………… 66

38. 自闭症患儿不配合训练怎么办 …………………… 67

39. 家长如何激发自闭症患儿的语言需求 ………… 69

40. 自闭症患儿家庭干预的重要性有哪些 ………… 72

41. 自闭症患儿可以上幼儿园吗 ……………………… 74

42. 通过训练能治好自闭症吗 ………………………… 76

43. 孩子治疗了几个疗程会说话了，是不是好了 …… 77

44. 为什么孩子在康复课上能仿说，
而家长让他说却不说 ……………………………… 77

45. 治疗了一个月没有明显改变，是不是没效果 …… 79

46. 我该怎样教育我的自闭症孩子，
才能让其成年后正常工作 ………………………… 80

47. 自闭症患儿家庭干预的两大原则是什么 ……… 81

48. 我怎样做才能护理好我的自闭症宝宝 ………… 84

49. 家长如何提高孩子的共同注意力 ……………… 86

50. 孩子什么都懂，还会弹琴，为什么不会主动说话 …… 89

51. 我的孩子确诊是自闭症，可为什么会经常便秘 …… 91

52. 自闭症患儿的家长需要学习什么技能 ………… 93

53. 如何在与患儿的社交游戏中运用交互式教导技术 …… 95

54. 如何在与患儿的社交游戏中运用直接教导技术 …… 98

55. 家长如何解决自闭症患儿的情绪问题 ………… 101

56. 为什么有的自闭症患儿会有感觉失调 ………… 102

57. 家长怎样与自闭症患儿沟通 …………………… 104

58. 自闭症是带养人的不称职造成的吗 …………… 106

59. 家长在日常如何帮助无语言能力的自闭症患儿 ……… 107
60. 如何引导自闭症患儿进行模仿 ……………………… 110
61. 日常生活中如何训练自闭症患儿的注意力和
    眼神对视 ……………………………………………… 113
62. 自闭症患儿家庭如何掌握延迟满足干预技能 ……… 116
63. 家长应学会的与自闭症患儿互动的游戏有哪些 …… 118
64. 我家孩子是自闭症,我自己在家教他可以吗 ……… 121
65. 如何利用自闭症患儿的视觉优势进行干预训练 …… 123
66. 自闭症患儿不能吃哪些东西 ………………………… 125
67. 治疗自闭症,家长应该如何配合 …………………… 127
68. 怎样提高自闭症患儿恢复期的生活和学习能力 …… 129
69. 孩子治疗好转上幼儿园了,还需要家庭干预吗 …… 130
70. 为什么孩子1岁时会说话,越长大反而语言能力
    倒退了 ………………………………………………… 131
71. 4岁多的自闭症患儿还没有语言能力,我该怎么办 … 132
72. 我的孩子11岁了,可以上学,不会社交怎么办 …… 135
73. 家长如何做好自然情景教学 ………………………… 137
74. 为什么自闭症患儿必须学习假扮游戏 ……………… 140

治 疗 篇

75. 自闭症能否治愈 ……………………………………… 145
76. 自闭症治好了还会复发吗 …………………………… 146
77. 如何纠正自闭症患儿的刻板行为 …………………… 147
78. 自闭症患儿共患病如何治 …………………………… 149

79. 如何对自闭症患儿进行融合教育 …………………… 151
80. 自闭症治疗有哪些新的进展 ………………………… 153
81. 自闭症患儿干预治疗和康复训练哪个更重要 ……… 155
82. 如何纠正自闭症患儿的不良行为 …………………… 157
83. 自闭症患儿仅仅依靠康复机构训练、
    上课可以恢复正常吗 ……………………………… 159
84. 自闭症有药可治吗 …………………………………… 160
85. 自闭症患儿需要终身服药吗 ………………………… 162
86. 自闭症患儿吃中药能起到什么作用 ………………… 163
87. 为什么一些自闭症患儿需要服药，
    除了服药还有其他选择吗 ………………………… 165
88. 物理治疗对自闭症患儿的治疗作用有哪些 ………… 167
89. 针刺治疗自闭症的原理 ……………………………… 169
90. 患儿进行针刺治疗时，会很痛和有副作用吗 ……… 170
91. 自闭症患儿不配合针刺治疗怎么办 ………………… 171
92. 自闭症患儿只吃药不针灸可以吗 …………………… 172
93. 为什么做了针刺，还要做穴位埋线 ………………… 172
94. 国外治疗自闭症也用针刺吗 ………………………… 173
95. 仪器物理治疗不痛不痒，为什么患儿会害怕不配合 … 174
96. 什么是菌群移植，哪些自闭症患儿适合应用 ……… 175
97. 自闭症预后的决定因素有哪些 ……………………… 177
98. 自闭症患儿怎样才能获得最好的康复效果 ………… 179
99. 目前比较好的自闭症治疗方法是什么 ……………… 181
100. 我的孩子确诊为自闭症，治疗到什么时候能见效呢 182

fangzhi

基础篇

1 什么是自闭症

自闭症是一种神经发育障碍性疾病。自闭症的病名是1943年由美国约翰斯·霍普金斯大学的心理医生Leo Kanner首次提出,并在当年报告了11例儿童自闭症。

自闭症是以社交及沟通障碍,伴有重复刻板行为为主要特征的一种严重影响身心正常发育的疾病。如果未能及时发现和正确干预治疗,可能导致患者不能正常上学,不能和他人、社会建立沟通能力,最终导致智力低下和精神残疾,大部分患者成年后生活自理能力差,需要被人照顾。目前我国现有18岁以内的自闭症患者约300万名,12岁以内的大概200万名。大多数患儿因为不说话、不爱理人、不合群来就诊,也有一部分是在学校被老师发现不能遵守学校秩序、不能正常听从指令、不具备共同学习能力来就诊。

1981年,著名精神心理专家陶国泰教授报告了我国第一例自闭症,从而开始了我国对自闭症的研究。近几年研究发现,自闭症是一种先天性的脑发育障碍疾病,存在不同的脑神经损伤,与多种因素有关,其中主要是基因异常和孕期环境因素等导致的，也可以理解为自闭症的孩子出生时已经患病，只是早期症状不明显，随着年龄增长，3周岁前开始表现异常，其中多见的是在18个月至2周岁有明显症状，家长能否很好地照护孩子与症状出现的早晚有直接关系。很多人认为自闭症只要干预训练就可以了，不需要其他治疗方法，一些社会训练机构也就这样出现了，水平更是参差不齐。很多自闭症患儿仅通过干预训练，结果大多数效果不理想。近些年越来越多的从事自闭症研究的学者、专家认识到，除了训练干预以外，应该结合多种治疗方法提高疗效，更快地减轻相关症状，其中包括药物、针灸、物理治疗等。通过医学治疗和干预训练相结合，能明显提高康复效果，明显提高患儿综合能力，改善自闭症的核心症状。

2 自闭症是如何得的

"我家孩子为什么会患上自闭症？发病原因是什么？""为什么得这个病的孩子会越来越多呢？"

是的。近几年患自闭症的孩子越来越多，其患病率在普通儿童中占比为1/68左右。目前在全球研究中，尚未找到明确病因，但诱发因素可能有以下几个方面。

(1) 遗传因素

如果家里有一个孩子患有自闭症，其他孩子患自闭症的风险是很大的。其中同卵双胞胎患病率80%～90%，异卵双胞胎10%～20%，也就是说，同卵双胞胎的自闭症发病率远高于异卵双胞胎。

根据2019年9月《美国医学会杂志》发表研究表明，约有80%的自闭症归因于先天基因。

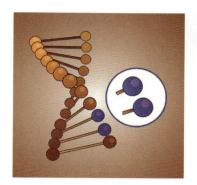

头胎患有自闭症，二胎患病风险高。若自闭症家庭里面的第一个孩子患有自闭症，那么，第二个孩子患自闭症的概率明显高于正常人群，据研究报道这种概率为8%～25%。

（2）基因突变

基因突变是指在疾病发生过程中，只要是基因发生变异，就有可能导致发病，或者导致发生自闭症的风险较高。许多自闭症患者确实存在DNA突变。

（3）环境因素

环境因素也是导致自闭症的因素之一。环境因素不仅仅指阳光、空气、水等所处的自然环境，还包括生活环境和工作环境等。

（4）孕期因素

孩子发生自闭症还与母亲孕期多种因素有关。

①年龄偏大，≥35岁。

②慢性高血压病史。

③妊娠期高血压。

④体重超重。

⑤先兆流产。

⑥先兆孕痫。

⑦妊娠期患及流感。

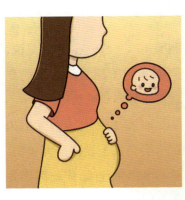

⑧妊娠期或孕前患有甲状腺功能亢进症或者甲状腺功能减退症。

⑨妊娠期情绪不稳定,比如吵架等。

⑩妊娠期贫血。

⑪妊娠期或平时血糖值偏高或偏低。

⑫妊娠期服用抗抑郁药物等。

⑬父亲母亲孕前和孕期抽烟喝酒及缺少叶酸,以及有不良饮食习惯等。

另外,母亲在孕产期有流产、早产、羊水早破、羊水少,新生儿脐绕颈、脑部受伤、出生窒息、出生后高热、肺炎、惊吓、头部外伤、脑膜炎、癫痫等疾病,可导致大脑发育不全,脑神经损伤等均可能会提高自闭症的风险。

(5) 其他因素

男孩患病率是女孩的 4～6 倍。

另外,肠道菌群失调,也是值得关注的现象。相当部分的患儿胃肠功能稍差,有挑食、厌食、食少、便秘、消化不良等。

总之,自闭症的病因仍处于研究探索中。

3 自闭症和孕期哪些因素有关

国内外研究表明，自闭症由两个方面的原因引起，少部分由基因病变造成，而大部分由于母亲怀孕过程中各种内外部环境因素导致，主要有以下因素。

感染免疫因素：孕妇怀孕过程中，出现宫内感染或全身感染后，产生的免疫反应影响胎儿大脑发育。

营养素缺乏：孕期因外源性或内源性原因导致营养素缺乏，例如叶酸、维生素 D_3、B 族维生素、DHA 等，会影响大脑发育。

中毒：孕妇重金属中毒，或其他代谢产物等有毒物质影响胎儿大脑发育。

情绪不稳：孕妇孕期情绪低落、生气、郁闷、焦虑等因素可导致胎儿大脑发育障碍。

周围环境因素：孕妇吸烟或吸二手烟，空气质量不佳，饮食不健康，长期看电脑、电视或接触其他有辐射产品，会影响大脑发育。

药物：孕妇服用药物，可能引起胎儿大脑发育障碍。

围产期因素：胎儿出生前后缺氧、脐带绕颈、胎心不稳、难产等。

遗传代谢性疾病：一些遗传代谢性疾病，可致大脑发育障碍，产生自闭症。

要孕育一个健康的宝宝，男女双方应提前半年做备孕准备，戒烟禁酒，补充叶酸，保证健康饮食，作息规律，锻炼身体，强健体魄，减少孕期生病概率，积极调整情绪，怀孕后应定时体检，注意少用药品，禁用对胎儿有害药品，进入围产期后要按时监控胎儿的状况，监听胎心，做好分娩准备。

4 自闭症都有哪些表现

自闭症也称为孤独症谱系障碍（ASD），是以社交沟通障碍、兴趣狭窄、重复刻板行为为主要特征的神经发育障碍性疾病。

自闭症患儿的表现多种多样，有的会说话，而不主动说，让说也不说；有的完全不会说话。有个患儿母亲无奈地说：

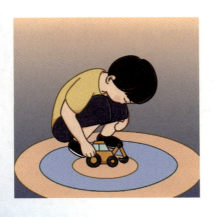

"我的孩子三岁八个月了，我还没听到他喊我一声妈妈呢。"有的语言理解和表达能力都很好，但很少说话；有的智商极低，智商评分才19分，有的智商评分超过正常值18分（正常值是90～109分）；有的非常安静，常常自己一个人躲在墙角门后玩耍自己的小手；有的异常烦躁不安，坐卧不宁，打滚哭闹；有的不会拿笔；而有的能画出自己心中想象的栩栩如生的动物。

归纳起来，自闭症的表现有以下几种。

（1）社交沟通和社交互动障碍

患儿缺乏目光交流，即"目中无人"，喜欢一个人玩，不喜欢与人接触，不能融入群体中；不惧陌生人或很怕陌生人；以肢体语言为主，比如用手或拉人取东西等。

（2）重复的行为模式、兴趣或活动

重复动作，如看手、转圈、摇摆等；重复的行为，如反复按开关、撕纸、看广告、看天气预报、唱同一首歌、看重复的动画片；重复刻板语言；强迫行为，如对睡觉的地方、行走路线、排便方法、座位次序、秩序等有强迫观念；有的对某一物件特别感兴趣，如一个孩子特喜欢搂抱一条毛毯，不断地闻，不能离手，不能改换颜色或另外的毛毯及其喜欢的衣物等。

（3）语言交流异常

患儿不会说话仅会"啊啊"叫，或者语言表达与同龄人相比落后；语言倒退，原来会说但现在什么都不说了；平时嘴里嘟嘟囔囔，自言自语，听不懂在说什么；反复说电视广告或动画片里的语言；仿说、鹦鹉学舌式语言；你我他人称代词不分；昨天、今天、明天等时间概念不清。

（4）感觉统合异常

听知觉敏感：喜欢听某些特定的声音，而对另一些声音又感到特别恐惧，比如电吹风机的声音、风扇转动的声音等。

触觉敏感：表现在对某种东西的喜恶，如痴迷触摸某样物品。

痛觉异常：这样的孩子大多不怕痛，疼痛感迟钝。

视觉异常：对个别图像非常喜欢或非常厌恶，喜欢斜视、倒视。

味觉嗅觉异常：长期痴迷进食某几种食物或一直拒绝进食某种食物。

（5）共患病表现

多数儿童明显多动，爬高不知疲倦；不听指令，性格固执、偏执、冲动，攻击他人、自我伤害等行为多见；学习困难；生活自理能力差；随着年龄增长可出现情绪障碍和精神疾病等；部分儿童共患有癫痫等。

5 自闭症分为几型

很多家长问医生：我家的孩子诊断为自闭症，朋友的孩子也确诊是自闭症，幼儿园小班同学轩轩（化名）也诊断是自闭症，可是他们的症状表现是不一样的呀！我家的孩子什么都懂，就是不会表达，而且仅能无意识地发"baba""mama"音；朋友的孩子认知能力是可以的，也会说"我饿啦""我要尿尿"等句子；幼儿园的轩轩不仅会说话，还会画画，能把小象画得憨态可掬，可爱极了，但孩子就是不理人，不合群，喜欢自己玩。他们的诊断都是自闭症，可是症状表现有很大不同，这是怎么回事呢？

原来，同样是自闭症的孩子，他们的类型不同，就会有不同的症状表现。

按照《国际疾病诊断分类手册》（第十一版），自闭症可以分八种类型：①智力正常，语言基本正常；②智力落后，语言基本正常；③智力正常，语言损害；④智力落后，语言有损害；⑤智力正常，几乎没有语言的自闭症谱系障碍；⑥智力落后，几乎没有语言；⑦特定的自闭症谱系障碍，多指症候群性自闭症；⑧非特定的自闭症（分不了类型的自闭症）。

6 自闭症会遗传吗

目前国内外医学界经过几十年的研究，认为自闭症是由两个方面的原因引起：少部分自闭症是由基因病变造成的，而大部分是由于母亲怀孕过程中各种外部环境因素导致的。基因病变可能与两个原因有关：一是父母遗传产生，即父母其中一方有自闭症的关联基因遗传给子女；二是父母双方都没有自闭症病变基因，形成受精卵后产生基因突变，从而引起大脑广泛性的发育障碍，导致自闭症的发生。

国内外研究证实发现：如果父母第一胎是自闭症，那么第二胎是自闭症的概率是18.7%；如果第一个孩子是自闭症，第二个孩子也是自闭症，那么第三胎生自闭症的概率是

32.2%。另外,如果是同卵双生,一个孩子是自闭症,另一个孩子是自闭症的概率达到 80%～90%;如果是异卵双生,自闭症同病率为 10%～20%。所以,自闭症有遗传的可能。临床上常见的脆性 X 染色体综合征、费兰综合征、天使综合征、雷特综合征等自闭症患儿就是由基因病变导致的。

举个案例,小兰(化名)是一个女孩,4 岁,因不理人、语言落后、智力落后伴刻板样行为来我院就诊,经过检查确诊为自闭症,儿童自闭症评定量表(CARS)评分 35 分。之后小兰父母和小兰本人采血送基因检测,发现小兰 14 号染色体有部分基因片段缺失,有部分重复,该基因病变来源于父亲的基因,证实小兰的自闭症是源于父系遗传。

如果孩子已经确诊为自闭症了,父母想要再生一个健康的宝宝,建议到医院进行基因检查,如果可以排除遗传因素,就能准备要第二个宝宝。

7 自闭症患儿究竟有没有最佳干预时间

此时此刻,你也许正带着孩子辗转于各大医院,反复求证孩子是不是得了自闭症。当你得到了明确的答案时,肯定充满着无助、愤怒、怀疑、内疚等复杂心情。你一定很想知道:是不是我的孩子现在开始干预治疗已经晚了?治疗来不及了?

那么自闭症到底有没有最佳的干预时期呢?

我们都知道,大脑是一切思维活动的物质基础。3 岁前是人一生中大脑发育最为迅速的关键时期，被称为大脑发育黄金1000天。脑细胞的形成发生在孩子出生前，其数量是确定的，叫做神经元细胞。孩子出生后神经元细胞的体积会变大，神经胶质细胞迅速分裂增殖，神经细胞组成整个传送身体信息的神经通道，如同传递电讯号的电路，神经网络建立连接越多，神经功能就越强大。人出生时连接有2500个，6个月时有18000个，2岁时有1000万亿个，达到高峰。随着孩子不断成长有些连接会得到加强，而不用的则会被修剪掉而消退。其实孩子的认知成长的过程就是一个连接的过程，达到一定程度就能产生相应的功能，所以早期大脑发育的可塑性非常强。

由于自闭症是神经发育障碍性疾病，越早干预预后越好。一般情况下，在6岁以内干预效果相对较好，如果在3岁前开始干预，那么干预效果就会更加理想。但并不是超过6岁干预就没有效果，每个自闭症患儿的病情程度各有不同，家庭环境差异也较大，所以很难界定究竟在什么年龄发现、什么年龄干预是最佳干预时间。重度的自闭症患儿，在1岁以内能被诊断，而一些轻度的自闭症患儿在6岁后甚至超过了10岁才能被诊断出来。所以，对个体来说，一旦出现了症状就是最佳干预时间，只有干预才能让孩子获得康复机会。

举个案例，聪聪（化名），男孩，7岁，2岁半时因为语言发育迟缓、不合群就诊于广州中山大学附属第一医院，被确诊为自闭症。确诊后家人并未给孩子进行系统科学的干预和治疗，而是选择了单一的培训机构及家庭康复训练。患儿7岁时适龄入学，因不能正常交流、不听指令、没有学习能力、上课离开座位、干扰课堂纪律被学校劝退,而来医院就诊时表现为眼神交流短暂,呼名反应差,大运动笨拙,行走不稳,上下楼梯困难,可完成简单对话,理解、认知及表达能力明显落后,频繁有自言自语、傻笑等精神异常症状,刻板行为明显,情绪不稳定,有自伤和攻击行为。经过系统干预治疗,患儿两个月后精神症状消失,情绪得到控制,注意力显著提高,一年后理解、认知、表达能力及主动性接近同龄儿童,正常复学,回归校园。

通过上述案例可见,自闭症越是早期发现及干预治疗,对孩子后期发展越好,不少大年龄段孩子在发现后及时进行系统干预和治疗也能收到很好的效果,千万不要因为孩子年龄大就放弃治疗,让孩子丧失了回归社会的机会。

8 自闭症患儿为什么越早干预治疗越好呢

根据近年来的流行病学研究发现,儿童自闭症的发生率有逐年上升趋势,自闭症患儿越早干预,治疗效果越好。在临床上,一些家长带孩子来看病,大多数年龄大、症状重,严重影响了孩子的治疗效果。

现在越来越多的自闭症患儿是在幼儿园或者小学期间,被老师发现孩子在理解、认知、语言表达及注意力等方面,与同龄人相比差距较大。有一个自闭症的孩子6岁半了还不能说长句,不会自主表达意愿,爷爷奶奶说:"孩子不用去医院看病治疗,他父亲说话就晚,孩子上学就会说话啦。""男孩子嘛，君子讷言，长大自然而然就好了。"结果上了一年级第三天老师让他回答问题，他很听话地站了起来，但不回答。老师一个问题重复六遍，他一遍也不回答。老师认为可能是刚上学害羞，就把他单独叫到教室门外，同一个问题又问了六遍，他还是不回答。老师急忙给家长打电话，询问他为什么不讲话？在老师的引导下，家长这才认识到问题的严重性。

还有一个自闭症患儿已经 8 岁 9 个月了，认知理解能力非常低，不能安坐，甚至不知"1+2 等于几"的算法。他在上小学一年级时，便被学校劝退让家长领回家，原因是上课期间乱跑，不遵守学校纪律。

所以自闭症的孩子越早干预治疗效果越好，否则影响终生。

下面就来说说其中的道理。

大脑有两个重要发育阶段。

第一个阶段是 3 岁左右，这时大脑快速发育、脑容量可达到成年人的 70% 以上，思维能力和理解能力开始分化，大脑的各项功能进步明显。

第二个所段是 6 岁左右，这时的大脑基本发育成熟，脑容量基本接近成人水平，逻辑推理能力显著提高。

自闭症最佳治疗时机是 24～48 个月，因为此时大脑分化刚刚开始，许多功能还不完善，可塑性很大，这个时期治疗效果最好；随着年龄的增长，大脑功能可塑性降低，许多功能分化结束，干预治疗效果也随之下降。

目前为止，儿童自闭症的病因尚不清楚，所以没有特殊的药物治疗。干预治疗儿童自闭症的重中之重即为早发现、早干预。

9 都是自闭症，为什么症状不一样

目前认为自闭症（孤独症谱系障碍）包含了3种类型：第一种类型是典型的自闭症，第二种是阿斯佩格（Asperger）综合征，第三种是广泛性发展障碍非其他特定型。每种类型的表现，除了核心的交往障碍表现以外，其他方面的症状都不太一样；而且各个年龄段，也会有不同的表现。所以说，每个自闭症的孩子，出现的症状特点都会有不同。

典型自闭症在各个年龄阶段症状也不太一样。在5岁前后，患儿出现明显的症状特征：大多数时间活在自我狭窄的兴趣当中，不理人，对别人不关注，也不会有沟通意愿和行为，对自己感兴趣的事会过度专注，被打断后一般会哭闹、发脾气等。此阶段主要影响语言和认知发育，主要表现为各方面能力严重落后，大多数患儿会兴奋，出现无目的乱跑和蹦跳等。第二个阶段是学龄期到青春期，除了语言沟通落后以外，大多数患儿会表现为明显不被接受的怪异行为，比如兴奋、尖叫、挥手、自言自语、无原因发笑等怪异行为。第三个阶段是青春期以后到成年阶段，主要是出现精神异常，如攻击、自残行为，喃喃自语，幻觉变现等，严重的病例会出现不受约束地危害他人行为，有时会出现无征兆的躁狂行为等。

Asperger综合征，除了交往能力、交往方式异常外，也有一定的兴趣狭窄和重复刻板症状表现，但是早期语言和模仿能力没有明显落后，有些认知和记忆方面反而有超常表现，比如背唐诗、记车牌、认英文、记广告牌、记忆路线等方面，甚至比正常孩子学得更快。

广泛性发展障碍非其他特定型是指儿童在人际互动交往或语言及非语言沟通技巧，出现了严重而广泛的发展障碍，或者出现了固定形式的行为、兴趣和活动，但是又不符合典型的自闭症表现，也不符合其他的精神发育异常诊断标准，一般明显症状出现较晚，约在2周岁才被发现，大多数容易误诊为发育迟缓或精神发育迟滞，相较于典型自闭症症状较轻，所以此类型也称为非典型自闭症。

好多患儿是在学龄前后出现明显异常才被发现，主要表现为不能遵守课堂秩序，不能配合学习等；有的表现为交往行为和语言方式怪异，大多数都会表现为大运动笨拙；有的还会说一些不符合场景的语言，表现得不合时宜，甚至长篇大论不被别人接受等怪异表现；也有的症状较轻，在上初中前后才被发现，好多都是因为注意缺陷，而认为是患有多动症来就诊的。

10 自闭症和发育迟缓有什么不同

发育迟缓最常见的症状是语言能力发育落后或者是运动能力落后，有些患儿伴有理解能力落后表现，部分患儿伴有智力落后，还有部分患儿伴有婴幼儿行为过度。由于二者症状相似，容易混淆，很多自闭症患儿在确诊前，被诊断为发育迟缓，最多的治疗便是"带回家多教一教就可以了""少看电视，多让孩子出去玩"等，甚至有人错误认为，孩子语言能力退化，是外出太少造成的。

发育迟缓和自闭症是两种完全不同的病症，后期干预治疗方案更是不同。自闭症干预治疗的三大原则：早发现、早诊断、早治疗，6岁以前是干预治疗自闭症较好时机。

下面从三个方面谈谈自闭症和发育迟缓不同之处。

首先是语言障碍方面。自闭症的孩子大多数语言能力发育障碍，一般不会说话或者只会仿说，不能明确表达需求，

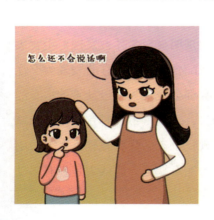

也不会回应问题。除此以外，大部分孩子也不会指人和物，也不会用点头或摇头方式回应问题，如果有需求时，只会拉着他人的手去拿取物品。语言发育迟缓的孩子，虽然语言能力很落后，甚至不会说话，但是大多数会用手指东西，也会用手势、点头或摇头表达需求。所以，二者语言障碍方面的表现有很大区别。

其次是社交障碍方面。自闭症患儿一般性格孤僻，不爱与人交流，很少与同龄人玩耍，甚至部分患儿与家人也很少交流情感。自闭症患儿多数情感冷漠，面无表情。而语言发育迟缓的孩子，玩游戏的配合能力落后，但玩起游戏还是很

兴奋的，所以发育迟缓的孩子一般没有明显的社交障碍表现。

最后是兴趣狭窄和刻板重复的行为方式方面。自闭症患儿一般兴趣较少，感兴趣的事物常常与众不同，患儿通常对玩具、动画片不感兴趣，或者只对某一个动画片或单一玩具感兴趣，甚至沉迷于电视广告、天气预报、旋转物品、排列物品、某种单调重复的声音等，这些和发育迟缓的孩子平时表现都是不一样的。除此之外，自闭症患儿对非生命物体有特殊依赖表现，如瓶、盒子、绳子、标签等，如被拿走会烦躁哭闹、焦虑不安等。其他表现比如蹦跳、拍手，或将手放在眼前挥动或凝视某物等一些怪异行为也比较多见；还有一部分自闭症患儿还会莫名大笑、转圈、自残等。所以，二者还是有很大不同。

11 自闭症患儿都不会说话吗

早期的自闭症患儿大多数语言功能明显落后，也有一部分患儿基本不会说话，语言问题也是大部分自闭症患儿就诊的最多一个原因，但不是所有的自闭症患儿都不会说话。自闭症的语言症状主要体现在言语交流沟通障碍、理解和语言运用异常等方面。自闭症的语言障碍主要表现有以下五种情况。

第一种，大多数5岁前的自闭症患儿表现为语言明显发育迟缓或缺损。患儿常常很晚才会说很少的简单语言；也有一部分患儿，早期会有相对正常的语言发育阶段，其他自闭症的症状出现得较晚，但是大多数患儿在18个月龄到24个月龄又出现语言能力退化或消失；也有一部分自闭症患儿终身没有语言功能。

第二种，语言理解能力不同程度受损，只会简单语言交流，只能一问一答，不能就一个话题多回合沟通。自闭症病情比较轻微的，也多无法理解幽默、成语、隐喻等语言表达内容。

第三种，一些有一定语言能力的患儿，其语言运用形式和语言内容明显异常。大多数会存在过度仿说表现；也有一部分患儿说一些听到过的语言、广告语或者动画片中的某个片段语言；也有一部分患儿反反复复说一些词句，或叙说一件事情或者反复询问一个问题；有的还会答非所问，词句缺乏关联性，语法结构错误，人称代词如你我他会经常用错等。

第四种，语言表达缺少情感色彩，语调通常机械、平淡，缺少抑扬顿挫，很少能正常运用语气节奏来辅助交流，通常会存在语速和节律问题。

第五种，语言运用能力不正常。大多数患儿主动语言少，多不会运用语言表达愿望和描述事件；大多数不会主动提出问题，往往也不能就同一个话题进行多次交流；有的患儿反复诉说一件事或者纠结于某一个问题。

综上所述，每个自闭症患儿语言功能受损情况、语言交流能力情况都不尽相同，有的会说话，有的不会说话，有的只会仿说，有的只会自言自语，有的语言沟通能力相对要好一些。所以并不是自闭症患儿都不会说话，仅依靠会不会说话来判断是不是自闭症也是不科学的。

12 自闭症患儿都会挑食吗

自闭症患儿大多数容易挑食,并且对特定的食物有特别强烈的需求,对一些食物又特别排斥,甚至对一些味道反应特别强烈。这是为什么呢?

原来,自闭症患儿大多数都有共患病——胃肠道功能紊乱综合征。比如孩子挑食仅吃西红柿鸡蛋面条、仅吃米饭,其他面食和蔬菜都不吃,一日三餐不改变,其他食物都不要等;还有的孩子会出现吞咽困难、腹痛、腹胀、便秘、呕吐等症状。

根据文献研究发现,几乎 50% 的自闭症患儿患有胃肠道功能紊乱综合征,出现多种胃肠道功能紊乱的现象。调查统计 46%～90% 以上的自闭症患儿共患有多种不同的胃肠道功能紊乱症状。

自闭症患儿出现挑食,具体的因素有以下几个方面。

(1)胃肠功能失调

自闭症患儿大多胃肠功能较弱,有些患儿对某些食物不耐受,出现胃肠不适或过敏反应。

(2)生理上味觉、嗅觉敏感,心理上知觉特异

自闭症患儿对食物的喜好大多来自嗅觉,他们对熟悉的味道不排斥,而对不熟悉的味道强烈排斥。

(3) 环境适应性差，缺乏安全感

自闭症患儿对环境感知速度较慢，适应性较差，安全感比较低，例如，同样是青菜，在家可接受，而在学校却坚决排斥，因为所处环境不一样。

(4) 行为刻板单一，抗拒接纳新事物

自闭症患儿对食物具有极端选择性，也是刻板行为的表现。

(5) 兴趣爱好异常

自闭症患儿有极端的饮食爱好，喜之则大爱，厌之则拒斥，不接受规劝。

家长遇到孩子挑食问题，要有科学的计划和行动，采取巧妙的方式和方法进行有效干预。

13 自闭症患儿的智力都落后吗

自闭症是脑神经发育异常引起的脑功能异常病症，主要以语言交流障碍和行为异常为基本特征，属于广泛性发育障碍的一种类型。病症特点以男孩多见，男女比例约 4∶1，主要影响儿童的社会交往和语言发育并伴有兴趣范围狭窄、行为刻板重复的行为，是一种严重的发育障碍性疾病。如果早期没有采用正确的治疗和干预措施，最终导致很多孩子不能

正常上学，有的基本没有交流和生活自理能力。大多数患儿伴有不同程度的精神发育迟滞（智力发育障碍）。

那么是不是所有自闭症患儿的智力都落后呢？一般有下列三种情况。

第一种情况：约70%自闭症患儿智力明显落后。伴有明显智力发育障碍的称为"低功能自闭症"，这些患儿除了核心症状以外，理解及认知能力明显落后。

第二种情况：智力发育障碍不明显或智力正常。自闭症患儿智商接近于正常范围，仍有自闭症的基本特征，称为高功能自闭症，一般这类患儿有较好的认知或运算能力。

第三种情况：少数患儿虽然智商低于70，但是在某一或某几方面有特殊能力，少数具有超强能力的被称为智障学者。据统计，在自闭症群体中，除了低功能自闭症患儿智力低下以外，还有约20%患儿智力正常，甚至有10%患儿是高智商但是均存在三大主要特征或智力结构异常。大多数高功能自闭症患儿机械记忆力良好，多数对音乐有兴趣，也有的对英文、算数感兴趣。

并不是所有自闭症患儿智力都落后，每个患儿病症情况不同，智力影响情况也不一样。

14 自闭症和多动症有什么区别

多动症是注意缺陷多动障碍的简称，自闭症也称为孤独症谱系障碍，自闭症和多动症均属于儿童神经发育障碍性疾病,均表现为多动和兴奋。在临床中,也有很多自闭症被误诊为多动症的案例,所以区分自闭症和多动症非常有必要。

二者有本质区别。二者症状表现时间不同,自闭症一般在3岁前有明显症状,除了多动兴奋外,主要表现为交往障碍,不能与同龄人很好地互动;而多动症的孩子大多数在7岁左右表现明显,主要是注意力不集中,小动作多,但是具有一定的规则意识,具备正常的配合能力。

多动症主要表现为活动频繁、话多,上课难以集中注意力,容易走神发呆等,有一定规则意识;自闭症主要表现为交流交往障碍,不能和家人沟通交流,活在自我世界中,没有正常的规则和遵守概念,有的自言自语,或者重复说一件事,有的还会做出重复刻板的表现,比如重复撕纸、来回跑动、反复坐电梯等刻板行为,还有一部分出现长时间奔跑或跳却不知疲倦等表现。

两种病症对孩子发育影响范围和严重程度也不一样。多动症主要影响学习和产生不良行为习惯,但是孩子可以正常融入社会;自闭症除了不能正常上学以外,非常影响孩子成年后正常融入社会。所以两种病症从症状表现上及发育影响上是完全不同的。

15 自闭症患儿为什么大多情绪兴奋

很多家长发现,自闭症患儿除了语言沟通能力差以外,还会表现为多动兴奋、出门爱跑、不听说教,危险意识也差,不知道躲避车，特别是去超市、商场、游乐场等人多和环境复杂的地方，胡乱跑动会更明显；还有一些喜欢在床上或沙发上跳个不停，不知疲倦等；有的孩子还会出现自言自语，无原因发笑、发脾气、躺地上哭闹等表现。

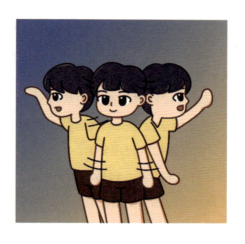

为什么自闭症患儿会情绪兴奋呢？

这是大脑异常发育导致的脑神经异常兴奋的表现，脑神经在一种感知觉不正常的状态下，导致孩子空间感、距离感觉与常人不一样，所以会有上述表现。还有的患儿会对某些事物或声音表现得很兴奋或害怕，这些属于视觉或听觉异常的表现。此外，有些孩子有严重挑食现象，只吃一两种食物，这是口腔味觉、触觉异常的表现。

综上所述，自闭症患儿的兴奋、冲动，以及危险意识差、呼名没反应等表现都是大脑发育异常导致的。

16 老大是自闭症，我可以生二胎吗

这是很多患儿家长比较关心的问题，也是医生不能直接给出答案的问题。因此在回答这个问题之前我们先来谈一下可能导致自闭症的具体原因，虽然具体原因有很多种，但是以下的原因很重要。

第一是基因类，包括基因遗传和基因突变。这一类总体为"先天致病"，也就是说胚胎时就已经有问题了，有一部分病例可以通过羊水基因检测发现异常。

第二就是孕期异常因素，包括如下几点。

胎儿脑发育异常，比如小脑发育不良、脑干萎缩、海马体缩小、杏仁核缩小，或者脑体积增大等，都可能引发自闭症。

生物学因素，比如体能过氧化物增多，抗氧化能力减弱，以及胎儿在发育期出现免疫功能异常，或者出现神经炎症，都可以导致自闭症。另外，如果胎儿发育过程中缺乏营养，比如维生素 D_3、叶酸、B 族维生素，都可能导致自闭症。

除了以上这些原因，比如高龄产妇、怀孕之前频繁流产，以及怀孕过程中有过感染，如巨细胞病毒感染，或服用过一些精神类药品，也容易导致孩子发生自闭症。

如果排除了基因因素，母亲身体健康，非高龄产妇，是可以生二胎的，调整好身体状态，保持身心愉悦，饮食作息调整好，戒烟戒酒，做足备孕工作，在孕期要规范孕检，一般再出问题的概率极低。

如果自闭症是基因遗传致病的,或者本身家族就有基因问题,存在高发因素,是不是就不能再生二胎了呢?之前是建议非必要不再生二胎,所以我们也见过有的自闭症患儿父母因为一方有基因异常,导致父母离婚的案例。近几年,随着基因研究和试管婴儿技术的发展,再发风险高的夫妻,可以采用第三代试管婴儿技术避免遗传致病,如果已经怀孕的,可以采羊水进行检查(无创产前DNA技术不能完全排除),如果羊水穿刺检查出基因问题,只能流产,所以可以挑选健康胚胎做第三代试管婴儿。

综上所述,如果老大是自闭症,大部分是可以通过科学的方法和先进的医疗技术,完成大部分父母生二胎的心愿的。

17 孩子出生时脸发紫,医生说缺氧,以后会患上自闭症吗

为了解除家长的担忧,先看看导致孩子罹患自闭症的风险因素有哪些。

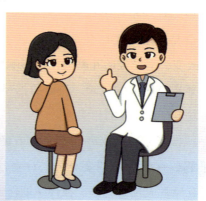

(1) 遗传因素

有家族性自闭症"易感基因",或是有基因突变,会导致胎儿在孕育的过程中出现先天性大脑神经功能发育障碍,可能会发生自闭症。但具有遗传"易感基因"的孩子,只是罹患自闭症概率大一些,并不是百分之百会得。这样的孩子像是装上弹药的手枪,在不良因素的促使下才会扣响扳机。

(2) 环境因素

重点是围产期的母体环境。在整个怀孕期,准妈妈的健康状况很重要,胎儿期脑神经发育对母体环境的影响非常敏感。如果准妈妈在孕早期感冒发烧,有风疹病毒、疱疹病毒等感染,接触了铅、汞等重金属或其他有神经毒害作用的化学物质,或准妈妈患有糖尿病、高血压、甲状腺疾病等慢性病,会增高胎儿罹患自闭症的风险。

(3) 孕期缺氧

特别是准妈妈在孕早期出现了先兆流产、脐带绕颈、胎儿宫内乏氧等情况,在分娩时出现难产、缺氧、窒息等,子宫内环境发生改变,会导致胎儿脑损伤,影响到胎儿脑发育,从而增加胎儿罹患自闭症的风险。科研数据显示:缺氧窒息史与自闭症的发生存在明显的相关性。

希望备孕或即将生育的家庭能够充分了解和关注到上述高危因素。准妈妈在整个孕期要充分关注自己的健康状况,定期孕检,如有异常应及时就医。在怀孕期保证充足的睡眠、足够的营养,注意生活环境和保持好心情。如果出现了以上问题,准妈妈也不用过分担忧,要定期体检,以便能早期发现、早期诊断、早期治疗。

18 男孩和女孩自闭症的患病率一样吗

答案是男孩和女孩患病率是不一样的。

自闭症的患病率有明显的性别差异。男孩的患病率明显高于女孩,患病率之比为(4～6)/1。

为什么男孩和女孩患病率不同呢?目前主要有如下几个因素的影响。

其一,Werling 研究团队发现,根据年龄分组的大脑样本中,自闭症相关的基因会在男孩的脑组织中表达更明显。

其二,Werling 团队研究人员发现在出生后几个月,男孩和女孩之间小胶质细胞的显像有极大不同。小胶质细胞相关的基因在自闭症患者那里显得更加活跃。女孩大脑里活动度较低的小神经胶质细胞可以保护女孩免受自闭症基因的影响。

其三,在自闭症筛查量表中,自闭症 ABC 测评表和孤独症(自闭症)测评量表及 CARS 评分量表中,男孩和女孩的表现症状是不一样的。男孩在狭隘兴趣和重复刻板行为上的得分会高一些,而女孩们在狭隘兴趣和重复刻板行为上得分相对低一些。虽然男孩和女孩在社会交往障碍程度上的诊断标准没有差异,但目前的诊断标准更倾向于男孩子的特征。

19 自闭症的共患病有哪些

自闭症患者除了社会交往障碍、沟通交流障碍、刻板重复行为的三大类核心症状外,常常伴有多动不安静、注意力不集中、情绪不稳定、打自己、冲动任性、攻击他人等症状表现。这些伴随自闭症患儿存在的非特异性表

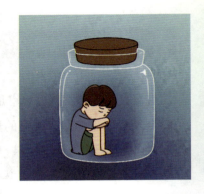

现,又不能单独用自闭症来解释的症状或者疾病,统称为自闭症的共患病。

自闭症的共患病有以下七种。

(1) 共患焦虑障碍

青少年自闭症人群中,大多存在焦虑,自闭症共患病焦虑和抑郁通常同时出现。对于自闭症患儿而言,社交障碍的特点导致人际交往的困难和压力,其又具有高度的感觉过敏、社交技能和交往技能不足、情绪调节功能差等,会产生社交焦虑和社交恐惧。

(2) 共患多动障碍

自闭症患儿最常见的共患病之一是多动障碍。据有关文

献报道，多动障碍的共患率为41%～78%。因为自闭症患儿常见有多动和注意力不集中的现象，所以自闭症共患多动障碍也常见。

（3）共患抽动障碍

调查研究发现，约有8%的自闭症患者共患有抽动障碍，因此提示自闭症和遗传学及神经学等方面可能存在着关联性。

（4）共患癫痫

癫痫是自闭症的共患病之一。癫痫发病有两个年龄段，一个是学龄前期即5岁前发病；另一个是青春期发病。特别提醒，自闭症患儿的智商越低，癫痫发病风险越高，而且癫痫的治疗难度越大。癫痫发作可严重影响大脑的功能，所以有必要对自闭症患者进行常规脑电图检查。

（5）共患肠胃问题

调查研究发现，自闭症患儿共患胃肠道疾病的比例明显高于正常儿童。有数据统计有40%以上的自闭症患儿会出现不同的胃肠道问题。常见症状是胃腹胀满、胃腹疼痛、便秘、腹泻、呕吐等；还有些表现为拒吃某些食物，有异食癖（喜欢吃纸、头发、花、捡吃掉落地上的东西），饮食过多或厌食、拒食等。

（6）共患睡眠障碍

有50%～80%的自闭症患儿存在睡眠问题。表现有入睡困难、半夜易醒不能入睡、睡眠不规律等。睡眠障碍会导致患儿日间疲劳、注意力不集中等，一定程度上可加重自闭症患儿的社交障碍和认知障碍及刻板行为等。

（7）共患智力精神障碍

自闭症患儿共患智力低下的比率高达75%，可能是自闭症谱系障碍与智力障碍两者均与大脑器质性损伤和大脑功能性改变等有关。

自闭症的共患病和自闭症的核心症状合在一起会对患儿产生更加严重的影响。因此，作为家长，应当给予孩子足够重视，力求做到早识别、早干预、科学治疗。

20 肠道菌群与自闭症有什么关系

我们会发现自闭症患儿，除了具有社会交往和沟通障碍、兴趣或活动范围狭窄、行为重复刻板等主要特征外，大多数孩子还伴有其他问题，比如胃肠道异常的症状：腹泻、习惯性便秘、肠胀气、食物反流或肠绞痛、大便臭、严重偏食等；情绪容易失控：出现焦虑、发脾气、自伤或攻击他人等行为。

什么原因导致自闭症患儿常有胃肠道的症状、情绪的问题呢？有专家通过深入研究发现，这可能跟孩子肠道微生物群（也称肠道菌群）紊乱有关。肠道菌群参与机体多个生理功能，比如消化食物、新陈代谢、免疫反应、维持大脑神经功能等。

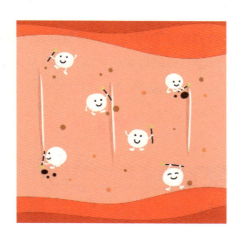

这里介绍几个生物医学的"小秘密",也许会刷新你的认知。

秘密一:"大脑"之外还有"肠脑"。我们都知道大脑在颅腔里,是统领人类高级神经中枢的司令部。但是你知道吗,在我们的腹腔肠道里还藏着"第二个大脑",它拥有完全独立于大脑的复杂神经系统。我们姑且称它为"肠脑"。

秘密二:肠道菌群数量惊人。肠道内细菌种类超过1000种,肠道菌群总数有30万亿个,基因数目约330万个,这可是人体自身基因数目的150倍呢!

秘密三:"肠脑"和"大脑"之间有三条通道连接。一是内分泌通路、二是免疫通路、三是迷走神经通路,形成了细菌-肠-脑轴。影响人类情绪、行为、认知水平的神经递质、免疫细胞等,都由肠道产生,并源源不断输送给大脑。大脑有860亿不可再生的脑神经元,而"肠脑"有100亿可再生的肠神经元,二者同样重要!

如果发生肠道菌群紊乱，可能会影响大脑的正常功能。目前有研究已经肯定了自闭症与肠道菌群紊乱有重要关系。有害菌增加会分泌有神经毒素的代谢产物，从而引起自闭症的各种行为表现。平衡肠道菌群，减少毒性物质产生，会成为治疗自闭症创新方法之一。

21 自闭症是一种心理疾病吗

自闭症不是一种心理疾病，但是大部分自闭症患儿会有心理行为问题。二者不同点有以下几个方面。

（1）疾病类别不同

心理疾病属于精神障碍，具有先天性家族遗传性，但多数是由后天因素造成的，治愈率较高。自闭症属于神经发育障碍，虽然致病因素和机理目前尚不清楚，但大多数自闭症患儿涉及遗传风险和环境因素等，由诸多因素结合所致。

（2）症状表现不同

心理疾病的核心症状是情绪低落、头痛胸闷、妄想、幻觉、苦恼忧伤、生不如死、心烦意乱、自责自罪等。自闭症的核心症状是社会交往障碍、言语和非言语交流障碍、兴趣狭隘和重复刻板行为。

（3）治疗方式不同

心理疾病作为一种精神障碍，患者可通过药物、心理疏导等方式改善症状。自闭症目前无精准的治疗方法，但根据大脑的可塑性和代偿性，及早进行科学干预，还是有望治愈的。

（4）患病年龄不同

心理疾病的发病年龄一般在 6 岁以后。自闭症的发病年龄一般在 6 岁之前。

22 自闭症会被误诊吗

很多自闭症患儿的家长，在孩子首次被诊断为自闭症后，不相信、不接受这个结论，更希望孩子是被误诊了。的确，自闭症诊断是基于行为症状学的指标，没有仪器检查。许多基层医生欠缺自闭症知识，缺乏足够的临床经验，特别是对 2 岁以内小年龄段的轻度自闭症患儿，症状识别较困难，常把早期的目光对视少、对声音反应不敏感、表情淡漠、对陌生环境反应强烈等误认为是发育中暂时性的情况，或者不能与发育迟缓相鉴别。所以建议家长带孩子去专业医院就诊，确诊率更高。

出现误诊的原因多是轻度自闭症和智力障碍难以鉴别，因为两者的生物学差异本来就不明显。在医学史上，自闭症和智力障碍也曾经被认为是没有区别的。但后续研究发现，自闭症重复刻板行为的与众不同和社交沟通障碍造成的能力不足，不同于不明事理的智力低下，在解决了阻碍他们发展的关键障碍以后，自闭症患儿的社会生活能力可明显改善。2014年，医学界制定了自闭症的诊断标准，智力低下的发病率大大降低，而在这之前多达70%的自闭症被诊断为智力落后。自闭症的主要特点是社交困难、语言和非语言交流障碍、兴趣狭隘和重复刻板行为，而智力障碍是指智商（IQ）评分低于70分，表现为学习、理解认知、逻辑推理、社会适应和生活自理等能力均落后于同龄人，常伴随有一系列发育迟缓，其中也包括社交能力落后，这可能是造成临床误诊的主要原因。

未诊断过的大年龄段的儿童，如果其在社交方面的能力远远低于其发育水平所应有的社交水平，诊断为自闭症才更有意义。比如一个智商评分为50分的15岁儿童，他无法应付在普通中学的社交生活，他的发育水平相当于7岁儿童，而他的社交能力也相当于7岁儿童的水平，这种情况即便他在自闭症的筛查中得分比较高，诊断他是自闭症也不合适；但是如果他的智商评分为65分，发育水平相当于12岁儿童，社交能力相当于7岁儿童，此时诊断为自闭症更合理一些。所以有些大年龄段的自闭症诊断还是有一定难度的，需要有经验的专科医生进行识别。另外自闭症误诊还会出现在某些症状非常轻的孩子身上，由于症状不典型，很容易被忽略了。还有一部分是出现在3岁以前的小年龄段的孩子身上，这些孩子如果早期经过系统的干预治疗，他们的情况会有明显的改善，随着年龄的增长，复查时不再符合自闭症的诊断标准，很多家长可能会认为孩子是被误诊了，实际上是早发现、早干预使孩子的整个状态恢复得较为理想。

我们认为如果发现了疑似自闭症的一些早期症状，即使诊断不了自闭症也要及时干预，对孩子的成长也是有益的。

23 什么是自闭症ABA训练模式

ABA是应用行为分析疗法的英文简称，是目前最流行的自闭症患儿的干预方法，是实现认知、语言、社会交往等能力提升的重要手段。目前大部分的训练机构和家庭训练均以ABA为基础，简单来说就是表现好就奖励，表现不好就惩罚。

目前有一些家长甚至训练机构对ABA有不少的误解，他们认为ABA就是坐在一个小房间里，面对墙壁，在桌子上一对一的，用食物作为强化物奖励，教孩子一些物品、颜色、匹配等的基础认知，这样会把孩子训练成机器人，或造成孩子过度依赖强化物而无法戒断。实际上这的确是一些训练机构的现状，这种现象源于其对ABA没有真正进行了解。

ABA是一门行为科学，广泛应用于儿童教育、工业、农业等各个领域。它不是为治疗自闭症而产生的，只是在自闭症的康复训练里有ABA的应用。

对于一个孩子的行为，可以通过观察孩子行为，了解孩子行为产生的原因，再通过对良好行为的正性强化、不良行为的温和惩罚，塑造良好行为。20世纪80年代美国加州大学的洛瓦斯教授，用行为干预方法对19个自闭症孩子进行治疗，其中9个疗效显著。在之前的研究中，自闭症被认为是不可治愈的，洛瓦斯教授的研究开启了自闭症干预新时期。

行为科学的理论一直是儿童教育中最重要的方法，也有许多人认为ABA就是回合式教育。实际上ABA的教学除了回合教育以外，还包括自然环境教学、沟通培训，一部分方案是结构化的东西，更多的是以孩子为主导，最重要的是找到正确的方式激发他们的动机，让他们去学习我们设定的目标行为，然后在课堂以外的自然环境中去泛化这些技能。

ABA是一门科学，而不是一个教学方法，只是用ABA的理论来指导运用不同的教学方法达到教学目的，根据孩子的能力去调整方式方法，让孩子把课堂习得的能力用到日常生活和社会交往活动中。这并不是死板的结构化教育，也不可能把孩子变得很机械、很刻板。

实践证明大部分自闭症患儿通过ABA最终在语言交流、社交和认知等能力上有很大程度提高，甚至达到正常同龄儿童的水平。所以，正确认识和使用ABA对自闭症患儿的康复起着非常重要的作用。

24 什么是自闭症的共同注意缺陷

要了解"共同注意缺陷"，先来解释一下什么是"共同注意"。

共同注意是指孩子跟妈妈或别人在一起时，能共同注意到二者之外的人、物或事。例如在孩子很小的时候，你跟他说："看，奶瓶在这里！"他就看向奶瓶。你问他："小鸭子玩具在哪里？"她会用小手指向玩具；或者宝宝会把他关注的事情分享给别人："妈妈快看，小鸭子游过来啦！"这样一说，你就明白了。"共同注意"就是小朋友能关心到别人感兴趣的事情，或把自己感兴趣的事情分享给别人。

14个月龄以下的孩子可以同时与两个家长维持注意。到了18个月龄以后，他就能够主动引导他人来注意自己感兴趣的事物，比如吸引别的小朋友过来，分享他玩玩具的经验。共同注意在整个儿童期是在不断发展的，他对所有各项能力的发展都至关重要。

了解了"共同注意"的基本知识，我们就可以更好地理解什么是"共同注意缺陷"。

共同注意缺陷就是孩子不能与他人共同注意到周围发生的事情。例如显著的声响、东西的跌落、人物的出现等。共同注意缺陷是自闭症患儿早期出现的重要异常心理学特征。如果缺乏这种本能的、与抚养者形成的共同注意，则不会解读别人的心理。

这可以较好地解释自闭症患儿出现的交流障碍、依恋异常、和"自我中心"等行为。他会很少主动寻求父母的关爱，不能与父母共同注意周围发生的事情。生活中妈妈要仔细观察自己的孩子，有没有"视而不见"、"听而不闻"、不会用手指东西、不会循着妈妈的提问看向那个东西、不愿意给别人交流分享他的所见所闻和所喜欢的东西或玩具等。如果有这些，要尽早带孩子看医生。

自闭症患儿没有与别人沟通的欲望，而一个正常儿童沟通技能的发育，是按着非语言沟通、共同注意到语言沟通的发展规律来发育的。有共同注意缺陷的孩子，社交的机会就少，他也接不住别人发出的社交信号，会影响到孩子社交能力的发展。0～3岁是自闭症患儿干预的重要窗口期，要尽早进行综合干预。

25 自闭症患儿的"同"与"不同"症状有哪些

自闭症患儿临床上有共同与不同的临床表现，下面就和家长讲一讲这些共同与不同的表现。对早期发现，特别是早期发现临床表现不典型的自闭症患儿非常重要。

自闭症有下列三大共同的症状表现，即必备症状。

（1）表现社交障碍

不能目光对视或目光短暂对视；不能通过面部表情、手势、身体姿势调整社交活动；不能与年龄相仿和智商差不多的小伙伴成为朋友；缺乏社会情感交流，以自我为中心，表现为对他人的情绪解读异常；不能主动地与他人分享欢乐或成果。

（2）表现交流障碍

语言发育迟缓，不会以手势等形式表达沟通；只能简单被动地回答，不能主动与人交谈或持续对话；刻板或重复地使用语言，或别出心裁地使用某些词语；不能进行假扮性游戏或模仿性游戏。

（3）表现兴趣狭窄伴刻板样行为

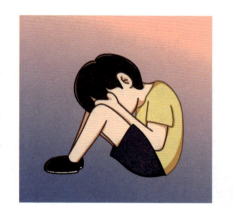

兴趣较少，感兴趣的事物常与众不同，专注于一种或多种局限的刻板兴趣中；强迫执着于特殊而无用的仪式等，行为方式刻板重复，如走固定路线、物品放固定位置、用同一种方式玩玩具、吃少数几种食物；怪异动作，如转圈圈、双手扑动、用脚尖走路；对没有生命的物体特别依恋，或迷恋于物体、玩具的某一种没有功能的特性，如气味、噪音、震动等。

自闭症患儿一般会不同程度同时具备上述三个共同的症状，只是症状的轻重表现不一，只要同时具备上述三种表现，即可确诊为自闭症。

自闭症患儿有以下几个方面，如智力、多动行为、情绪、感觉等临床表现可以相同也可以不同，异常行为可有可无，每个自闭症患儿表现千差万别。

智力：大约70%自闭症患儿智力低下，20%患儿与正常儿童智力相近，10%的患儿在某一方面如音乐、绘画、数学、物理等有超常能力。

多动行为：大部分自闭症患儿有多动表现，注意力差、自控力差，也有少数没有这个症状。

情绪：大部分自闭症患儿情绪不稳，脾气大、冲动、任性、易怒，少部分有抑郁、焦虑障碍。

睡眠：大部分自闭症患儿睡眠正常，少部分有睡眠障碍。

抽动症及癫痫：少部分自闭症患儿并发抽动症及癫痫。

饮食及消化道症状：部分自闭症患儿偏食、挑食、便秘。

感觉异常：听觉敏感、触觉敏感、痛觉敏感，视觉异常、味觉异常、嗅觉异常。

影像学检查：极少部分自闭症患儿脑核磁共振检查显示异常，如脑白质发育不良、巨脑回畸形、脑积水。

临床上经常碰到一些自闭症患儿被误诊为多动症，尤其是一些语言能力较好、智力接近于正常儿童的自闭症患儿。

举个案例，悦悦（化名），男孩，12岁。2岁时能对答，有时有重复语言，4岁时会10以内的加减法，不理人，家长没有发现特别异常，正常上幼儿园。患儿上一年级时，上课走神、发呆、小动作多，不听指挥；上二年级时，在某省儿童医院确诊为多动症，连续5年药物治疗，效果不明显，除数学成绩优秀外，其余科目成绩在三十分左右。2022年5月来某医院就诊，回答问题不切题，目光对视短暂，追问病史，患儿自幼没有朋友，能简单参与集体活动，不会社交，自幼专注于数字、日期及时间表的推算,行为方式刻板,拒绝日常生活环境的变化。经CARS检查评分确诊为自闭症,伴发多动的行为异常。

通过上述案例可见,对语言发育及智力较好的儿童,家长甚至专业医院的医生很少考虑患自闭症的可能,应重点关注儿童有无社交障碍或刻板样的行为,做到早发现、早诊断、早干预。

26 什么是"阿斯伯格"

"阿斯伯格"即阿斯伯格综合征(Asperer syndrome,AS),是儿童自闭症其中的一个类型。这类儿童的表现症状和特征较其他自闭症要轻,主要表现为社会交往障碍、局限和异常的兴趣行为,同时又具有与其年龄相符的基本语言和认知功能。

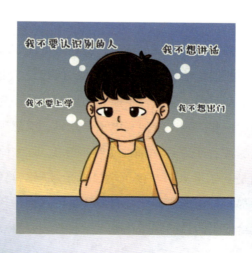

阿斯伯格综合征的主要有如下几个临床表现。

（1）社会行为自我

以自我为中心，并经常要求别人遵守该规则。

（2）缺乏社会公共常识

依靠视力分析而不是通过感知来学习社会行为。毫无缘由地不喜欢一部分人，却对另一小部分人过多依赖。

（3）很少有眼神交流

阿斯伯格综合征的患儿很少有眼神交流，或者非常古怪地盯着别人看。

（4）缺乏沟通能力

患儿多不理解他人的意图，不能接受他人的不同看法，不能很好地与人沟通。在意他人对自己的评价，而忽视他人的感受。

患有阿斯伯格综合征的孩子，会在某方面表现得非常优秀。有个阿斯伯格综合征的孩子就诊，妈妈说，由于他性格孤僻，拒绝和其他人交流，不能和小朋友们玩，为了在生活中给他增加一些声响，给他买电子琴玩具，没想到他第一次弹出了电影《音乐之声》插曲《哆来咪》。医生惊异地问妈妈，你们是音乐世家吗？孩子学过电子琴吗？妈妈回答说，我们几辈都是种田的，哪里会有懂音乐的人啊！孩子也没有学过，我给他买的目的就是让他敲敲打打，弄出点声音解解闷，没想到他居然弹出这么好听的乐曲，我也在惊异呢！

还有一个五岁孩子的妈妈说他会画画，便拿出笔和纸，让他当场表演，孩子马上画出一头正在悠闲喷水的大象，和一个坐在大象身上吃着冰淇淋的小女孩。

所以，阿斯伯格综合征相对其他类型的自闭症病情较轻，预后较好。

27 自闭症是看电视或玩手机造成的吗

几十年研究表明，自闭症的病因基本是由先天脑发育障碍引起，自闭症发生与两个方面有关：一方面与基因改变有关，另一方面与胎儿发育期时的环境因素有关。

有一部分自闭症患儿是由于基因病变，由两个方面造成，一是由上一代基因遗传导致的，一是形成受精卵后基因突变导致的。基因导致的病例，往往在基因检测中被发现，有的需要通过父母及孩子等多个人的基因检测确定，通过检测也能发现基因异常的来源。

还有部分自闭症是没有明确基因改变的，没有基因变异的自闭症是其在胎儿形成过程中，由于各种因素引发了大脑广泛发育障碍。导致发育障碍可能与下列因素有关。①感染免疫因素：孕妇怀孕过程中体内或宫内感染病毒、细菌等，产生抗体，病毒和抗体等复合物可能导致胎儿大脑发育异常。②药物毒性因素：怀孕过程中服用药物，药物导致胎儿大脑发育障碍。③理化因素：孕妇接触对胎儿有损伤的各种放射线、电脑辐射等。④营养因素：孕妇有严重妊娠反应，必需营养素缺乏导致大脑发育障碍。⑤心理因素：孕妇怀孕过程中，情绪低落、抑郁，精神紧张，压力大，可能导致胎儿大脑发育障碍。⑥各种遗传代谢疾病：导致胎儿大脑发育障碍。⑦孕妇怀孕过程中出现羊水少、宫内缺氧、脐带绕颈，或出生过程中缺氧等因素导致患儿大脑发育障碍或损伤。

由以上分析可见，自闭症的发生与孩子看电视过多或玩手机没有关系。但是孩子在成长发育过程中，看电视过度也会对孩子造成一定影响，特别是自闭症的孩子本来就有明显的交往障碍，兴趣狭窄，如果长时间反复看单一的电视节目，本来的呼名不应、不爱理人等症状，会出现一定的加重，所以家长还是要多与孩子互动，多陪伴，多做各种游戏活动，多陪孩子亲近大自然，走向室外，让孩子多和其他小朋友一起活动，有助于孩子语言能力和智力的提升，有助于孩子心身的发展。

28 家长怎样才能早发现自闭症患儿

大部分情况是家长发现自己的孩子与同龄人有明显差距时，才带孩子去医院看病。家长主要反映孩子表现症状是不理人，叫之不应，少或无眼神对视，不主动说话或者不会说话，或自言自语、哭闹不安等。医院测评报告结论大多是"自闭症中度""自闭症重度"或者"自闭症极重度"，而少数是自闭症倾向和自闭症轻度。

这是为什么呢？

因为早期症状多被家长忽视了。家长认为这不是问题，只是"调皮"而已，等问题严重了，症状明显了，再就医也延误了最佳治疗期。

那么，家长如何早发现自闭症呢？

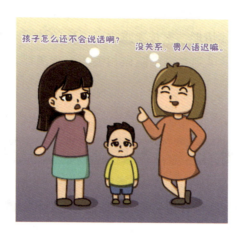

根据国内外专家给家长们的建议，编者总结了以下早期征兆。

6个月的时候：没有灿烂的笑容或者是高兴的表情。

9个月的时候：没有和周围人互动的声音、笑容或者是面部表情。

10个月的时候：对于别人叫自己的名字少有反应。

12个月的时候：无婴儿语；没有和周围人的互动；不会挥手表示再见或拍手表示欢迎。

16个月的时候：没有语言；呼唤名字无反应；与人无目光对视。

24个月的时候：仅会说少量叠词，或无语言，或仿说，不会有意识地叫"爸爸"或"妈妈"；不会按要求指人或物。

2岁半的时候：兴趣单一，刻板，不会说2～3个字的短句；不会示意大小便；踮脚走路或走路易跌倒。

3岁的时候：不会双脚跳，不会与其他儿童交流、玩游戏，不合群，喜欢自己玩，不会说出自己的名字等。

发现上述情形，家长要重视了，你的孩子有可能患有自闭症，应该尽早到专科医院做相关的检查测评，以便尽早发现和治疗。

29 诊断自闭症的检查方法有哪些

目前自闭症没有相关的实验室检查指标和影像学检查指标可以直接诊断，自闭症的诊断主要依靠儿童发育及行为特征，详细采集病史和全面的心理行为、神经功能、精神评估检查。临床上目前常用的测评方法有如下几种。

（1）筛查量表

筛查量表主要评估智力和行为发育的情况，包括婴幼儿自闭症筛查量表（M-CHAT）、自闭症行为量表（ABC）、克氏自闭症行为量表（CABS）等。

（2）诊断量表

诊断量表包括自闭症诊断观察量表（ADOS）、自闭症诊断访谈量表修订版（ADI-R）、儿童孤独症评定量表（CARS）。

（3）智力发育量表

智力发育量表包括韦氏智力量表（WISC）、格赛尔发育诊断量表（GDDS）、丹佛儿发育量表（DDST）。

（4）其他相关检查

根据患儿情况，有针对性进行实验室和影像学检查，如基因检测、代谢病筛查、脑电图排除癫痫、颅脑核磁、头颅CT等。

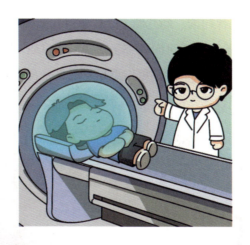

大部分自闭症患儿在1.5～2岁出现相应症状和表现，如果发现孩子交流语言少，呼名回应反应少，多动乱跑，不听指令，不合群，特别是不会指人、不会指物，就应该及时带孩子就诊，以免错过最佳干预治疗期。

30 自闭症常用的评估及检查有哪些

自闭症常用的评估及检查比较专业,家长可有个基本了解,下面进行简要介绍。

(1)常用筛查表

①自闭症行为量表(ABC):适用于8个月～28岁的人群,共57个项目,总分≥31分提示存在可疑自闭症样症状;总分≥67分提示存在自闭症症状。

②克氏自闭症行为量表(CABS):适用于2～15岁的人群,多用于儿保门诊、幼儿园、学校等对儿童进行快速筛查。

③改良版幼儿自闭症筛查量表(M-CHAT-R):适用于16个月～30个月婴幼儿,可以更早发现患有自闭症风险,加快转诊治疗和特殊教育,达到改善发育状况的目的。

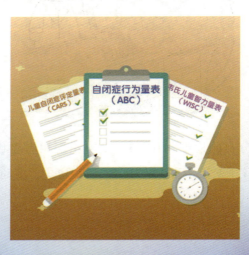

（2）常用诊断量表

①儿童自闭症评定量表（CARS）：常用的诊断工具。该量表适用于2岁以上的人群，总分＜30分为非自闭症，总分30～36分为轻至中度自闭症，总分＞36分为重度自闭症。

②自闭症诊断观察量表（ADOS）和自闭症诊断访谈量表修订版（ADI-R）是目前国外广泛使用的诊断量表。

（3）发育评估及智力测验量表

①常用的发育评估量表：丹佛发育筛查测验（DDST）、盖泽尔发展诊断量表（GDDS）、波特奇早期发育核查表和心理教育评估量表（PEP）、语言行为里程碑评估及安置程序（VB-MAPP）。

②常用的智力测验量表：韦氏儿童智力量表（WISC）、韦氏学前及学龄儿童智力量表（WPPSI）、斯坦福-比内智力量表、Peabody运动发育量表、图片词汇测验（PPVT）、瑞文渐进模型测验（RPM）等。

31 自闭症患儿将来能自食其力吗

自闭症患儿将来能自食其力吗？这是众多家长最关心的问题。自闭症患儿将来能否自食其力，与自闭症患儿的年龄、体质、自闭症的评分高低、共患病程度、有无遗传因素，神经损伤程度、科学治疗与否、家庭因素等均有极大的关系。

如果能够早发现、早治疗,有相当部分自闭症患儿能具备独立生活能力,实现自食其力。

患阿斯伯格综合征的儿童,如果能得到很好的开发和训练,有效提高其特殊能力,能取得很大成就,实现其更大的人生价值。

阿斯伯格综合征孩子具有人际交流障碍,性格固执,并且伴有重复行为。然而正是患病者的这些症状,使得他们专注兴趣,锲而不舍地研究探讨,经常在某一领域成绩突出,世界上就不乏很多患有不同程度自闭症的名人,他们所造就的成果也是常人难以企及的,甚至改变世界。

某位英国著名博物学家、生物学家曾提出关于生物进化的重要学说。但根据有关资料表明,他在生活中宁愿写信也不愿意面对面与人交流,不与人对视,喜欢独居的生活。这一定程度上说明他是一名自闭症患者。

某位荷兰后印象派画家对二十世纪文化艺术有很大影响力。其最著名作品多半是在生命的最后两年创作的,这也是其深陷自闭症中最艰难的时期。

某位美国著名企业家、营销家、发明家,根据其自传介绍,他患有自闭症,对自己设计理念非常执着,他平时只穿黑色高领衫,与同事和家人关系紧张。这反映出他有很明显的社交障碍。

某英国自闭症画家有"人体照相机"之称。他具有过目不忘的瞬间记忆能力,任何景色只要看上几分钟,就可以凭借记忆精确地复制出来。据悉,他曾乘直升机飞过英国伦敦、意大利罗马、中国香港、日本东京等城市上空,后他凭记忆精确绘出了这些城市的航空俯瞰图。他笔下的景色和真实景色的细节相似度竟高达90%。他的神奇记忆力让全世界的科学界专家深感震惊。

总而言之，自闭症患者的特殊兴趣爱好，专注执拗、不断拓展的特点，不但能使其自食其力，还能创造奇迹，改变世界。

32 孩子上学后才发现自闭症，还能治疗吗

自闭症是一种广泛脑功能发育障碍引起的以社交障碍、交流障碍，伴兴趣狭窄和刻板样行为为主要临床表现的脑功能精神障碍性疾病。大脑发育障碍的程度不同，临床表现也不尽相同，语言发育障碍、社交障碍、智力障碍严重的自闭症患儿可能在1～3岁就引起家长的重视，被及早送医而做出诊断，从而获得较早干预治疗和康复训练。但有些自闭症患儿，尤其是语言发育影响比较小的或者智力发育较好的儿童，虽然存在交流、社交问题，不合群，不能正常与小朋友互动、做游戏、分享玩具等，不能正常与家人和小朋友进行情感交流，但由于症状表现轻微，再加上好多孩子都是老人带，思想陈旧保守，即使发现孩子有一些异常，也没能引起重视。还有的是幼儿园老师对自闭症不太了解，也有家长认为小孩子年龄小，把孩子社交障碍或刻板样行为当作调皮不听话、好玩而没有引起重视，直到孩子上学后发现问题严重，孩子不守规矩，没有规则意识，无法社交，安坐困难，多动，

交不到朋友，经常和同学打架，不能完整地诉说学校发生的具体事情，不能遵守课堂秩序，或者不能正常上课，这才发现了问题的严重性，后来带到专业医生那里诊治，经医生检查确诊为自闭症。

虽然自闭症黄金治疗干预期是 6 岁前，但是学龄期的自闭症也是一样可以治疗的。很多孩子经过系统治疗后有很明显的效果，也有多方面的明显进步，只是不如年龄小的时候治疗效果好。

由于自闭症是脑发育障碍引起的，因此，最重要的治疗手段是促进脑发育，恢复脑功能，脑神经功能改善了，自闭症的相关症状就会逐渐好转。目前改善脑功能的治疗按重要程度依次为中医药及针灸治疗、物理仪器治疗、中西药物治疗。针灸治疗中，可采用石学敏院士的"醒脑开窍孤独症针刺疗法"及相应的穴位埋线治疗，可以选择的穴位有哑门、四神聪、心俞、神门、身柱、命门、百会等，促进大脑功能改善，使神经突触及有效神经环路建立，从而促进自闭症症状的恢复；物理仪器治疗包括经颅磁、生物反馈、听筒训练等。

在促进脑功能治疗改善的基础上，配合规范持续的干预训练也非常关键，专业医院康复训练是非常重要的，但无论外部治疗干预的强度怎样，父母都是能给孩子提供"最多"学习机会的一方。自闭症患儿家长要有长期干预训练的思想准备，要耐心学会针对自家孩子缺陷严重症状的家庭干预训练方法，需要几年、几十年持之以恒，坚持不懈。

33 孩子通过治疗能上学了，以后可以结婚生子吗

随着对自闭症认识的加深，部分患儿成年后认知水平及社交水平可达到基本正常。那他们是否可以有更高层次的婚姻追求呢？答案是肯定的。首先中国的法律并没有明确禁止自闭症患者结婚的条文，其次结婚可以使自闭症患者更好地回归家庭和社会，有益于其疾病的恢复。

在纪录片《恋爱中的自闭症》中有两段美好的爱情故事，琳赛和戴夫是两个智力正常的高功能自闭症患者，一个爱艺术，一个爱科学，各自拥有热爱的工作。虽然两个人的恋爱充满了鸡同鸭讲，直来直去，没有正常人的浪漫和深情，但是他们积极努力地维护关系，彼此默契的包容和理解也收获了满满的爱情和幸福。另外一个斯蒂芬是个智力落后的低功能自闭症患者，语言理解和表达能力相对落后，只能运用简单的句子和词语，在邮局做一些简单的辅助工作。他与有轻微智力障碍的妻子也有一段长达17年的美好婚姻。

电影源于生活，高于生活。随着人们对自闭症认知水平的提高，自闭症患者同样可以找到和他们有共同兴趣爱好的伴侣，建立良好的人际和婚姻关系。

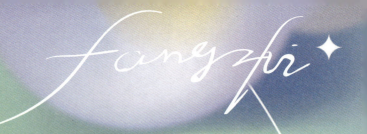

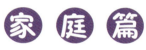

家庭篇

34 在家如何开展早期 ABA 训练

ABA 的中文全称是应用行为分析。通俗说 ABA 是了解行为，改进行为，利用应用行为分析原理，建立或维持好的行为，替代或减少不好的行为，是自闭症康复训练常用方法之一。下面介绍在家里开展早期 ABA 训练的方法。

准备训练环境，最好让孩子靠墙固定在坐椅上，家长双手放在桌上方便阻止孩子乱扔教具的行为。先制订计划，设置目标，比如，强化训练孩子用手指牛奶这一动作，就必须在孩子做到时满足其需求，不能临时增加其他要求。如果强化被稀释，训练效果会大大减弱。

如果孩子哭闹，不配合训练，上课做无关事情时，一律采取无视态度。训练过程是不断地强化好的行为，逐渐消退无理哭闹或要求强化物等问题行为。长期坚持，问题行为会减少。

训练开始或结束时，不要出现"现在开始"或"结束"等仪式化语言。因为训练中强化的能力要在日常生活中泛化，尽量减少环境的差异，所以开始或结束尽量自然。

按一定节奏发出指令,不要等待孩子太长时间,孩子没注意时也可按计划发出指令,看能否转移注意力,只要孩子能用余光看向你这边,就给予强化。如此一来,孩子注意的时间会慢慢增加。如果孩子始终不能转移注意力,再用他感兴趣的东西吸引他,或加入他正在做的事情慢慢引导他的注意力到你这里。发出的指令应简单清晰,一个指令最多重复两次,一次发出后等待5秒,如果孩子没反应,再发一次,同时辅助孩子完成。

任何训练不要让孩子连续失败两次以上,失败一次后,下一次可通过辅助其成功,不然容易使孩子丧失自信,也不愿配合。辅助要在发指令的同时进行,或在发完指令后马上进行,不给孩子有错误反应的机会,孩子才会将指令和正确反应连接起来。当孩子不能自己完成指令时,必须给予足够的辅助,确保孩子做对,辅助时不要用力,只需轻轻扶着即可。如果一直紧紧把着孩子的手,既会让孩子有不愉快的记忆,也会让孩子完全依赖辅助而无法自己完成操作。尽量使用无声的身体辅助,因为声音辅助容易形成依赖。例如,家长说"上厕所"时孩子会去,但久而久之,孩子就很难在没有家长指令的情况下自己去厕所。所以可以带孩子走进厕所或沉默地用手指一下厕所的方向,轻轻拍一下他的背,如果孩子会去的话就给予强化。辅助要逐步渐隐,不能给一次辅助后,下次马上全部撤掉。指令越难,减少辅助的速度越慢。例如,3次全辅助后,将辅助减少至70%,答对几次后再减少至50%。渐隐的过程中孩子回答错误时,必须回到上一个辅助阶段,再重新开始一点点减少。

根据孩子喜好选择强化物，可以让孩子自己选，如孩子喜欢做的事、主动去拿的玩具，都可以作为强化物。如果没有特殊原因，不要限制强化物的种类，管用即可。如果孩子对强化物感到厌倦，强化物就失效了，需要及时更换强化物。强化要及时，孩子答对时要立马给予强化。鼓励表扬强化时要笑容灿烂、充满感情、真心真意，可以用"真棒""好厉害""真聪明"等丰富的表达方式，一边表扬一边和孩子进行轻微的身体接触，比如轻摸孩子的小脸等，能起到更好的强化效果。

35 自闭症患儿在生活饮食上需要注意什么

自闭症又称自闭症谱系障碍（ASD），是一类以不同程度的社会交往和交流障碍、狭隘兴趣、重复刻板行为及感知觉异常为主要特征的神经发育障碍性疾病。

根据国内外相关文献统计结果显示，在十多年的时间里，自闭症的患病比例增长了十倍左右。随着发病率攀升，自闭症给患者家庭和社会造成严重负担。目前，自闭症的病因和机理尚未明了，但有研究认为自闭症与饮食有着密切关系。

自闭症患儿在生活饮食上需要注意哪些呢？

谷蛋白和酪蛋白可能引起自身免疫反应加重自闭症症状。自闭症患儿可能由于感染或进食某种食物引起胃肠道炎症或过敏导致胃肠功能紊乱、菌群失调。谷蛋白（来源于谷类食物麸质）和酪蛋白（来源于牛奶或奶制品）不能彻底被分解产生病理改变，引起大脑发育和行为异常，或造成直接损伤，出现障碍表现。有研究发现，无麸质和无酪蛋白饮食是可以改善自闭症患儿的症状，确实行之有效。

能量不足可加重大脑神经细胞缺氧。大脑是人体消耗能量最多的器官，尤其在大脑发育过程中需要大量能量供给，自闭症患儿需要更多的脂肪、淀粉类高热量食物。能量供给不足，会引起大脑缺氧，导致大脑中枢神经营养不良，代谢紊乱，从而加重自闭症。因此，对于存在挑食、偏食的孩子，需要家长进行及时干预矫正，保障充足能量和营养。饮食干预中生酮饮食（高能量）有神经保护和改善的作用。

不饱和脂肪酸代谢困难或摄入量过低也与自闭症发生有关。不饱和脂肪酸在大脑发育中起着重要作用。研究发现，自闭症患儿较正常儿童血浆中不饱和酸水平明显降低。体内不饱和脂肪酸含量低，怀疑可能与自闭症患儿体内脂肪代谢困难或摄入不足有关。自闭症患儿服用 Omega-3 不饱和脂肪酸六周后，其刻板行为、多动行为等有改善。干预十二周后，自闭症患儿的多动行为明显减少。

多糖影响肠胃微生物，增加自闭风险。食物是肠道微生物的重要影响因素，而肠道微生物对人体健康起着至关重要的作用，同时也会影响神经发育和大脑的各项功能。科学地、合理地安排饮食，帮助肠道菌群恢复健康，提高大脑功能，进而改善其症状表现的作用是不容小觑的。

各种维生素对改善自闭症也起到重要作用。如维生素 C 维持脑神经细胞正常的生理功能；B 族维生素对大脑发育非常重要，尤其是维生素 B_6，能明显改善自闭症患儿症状；维生素 D 能维持大脑神经细胞内稳定，在促进胚胎和神经发育、免疫调节、抗氧化、影响神经分化及基因调控等方面有独特作用；矿物质中的钙、铁等是健脑的重要物质之一，如果缺少钾、钠、钙、镁、锌等碱性矿物质，就缺少了大脑神经细胞发育和维持大脑功能必不可少的物质。

综上所述，家长要在专业医生、营养师的指导下，正确合理地安排自闭症患儿生活饮食。

36 如何在家对自闭症患儿进行感觉统合训练

孩子的心理行为发育应从感觉学习开始。感觉包括 7 种：视觉、听觉、味觉、嗅觉、触觉、本体觉、前庭觉。从孩子出生起，时刻都在感受着外面的世界。这些感觉传入大脑，经过加工处理，指挥机体做出正确反应，这个过程就是感觉统合（简称感统）。

如果外界的信息无法在大脑中有效统合，孩子会出现"失调"的相应表现。感觉统合能力很重要，是一切学习能力的基础。专业机构更关注孩子三方面的感觉：第一是皮肤的触觉：这与孩子的情绪、注意力和精细动作发展有关。第二是前庭觉：与孩子的身体的姿势、平衡状态的保持有关。第三是本体觉：与孩子控制力度、自信心树立有关。

对于自闭症孩子，感觉统合训练可以解决身体发育不协调、情绪不良、自我刺激症状等问题。另外，对于多动症的孩子，感觉统合训练也可以解决好动、注意力不集中、不能安坐的问题。有学习困难的孩子，感觉统合训练可以解决阅读、书写困难、不理解指令的问题。

那么，在家如何对自闭症的孩子进行感觉统合训练呢？

家长应了解的"小贴士"：

★训练前要带孩子看医生，经过专业评估，给出关于训练方向的建议。

★训练中要保持愉快、轻松的状态。

★家长要语气温和、表情丰富、不急不躁，不吝啬对孩子的夸奖鼓励。每次30分钟，每天1次，每周5天。

下面推荐几种"感统"居家训练方法。

（1）触觉训练小游戏

①"滚一滚，包起来"：适合3岁以下的小宝宝。准备一个小毯子，孩子躺在上面，头露出来。家长一边推孩子，一边把孩子包裹起来。然后再回推，一边推一边把孩子从毯子里松解开。

②"捏一捏，挤一挤"：洗澡的时候或平时，常揉捏孩子的皮肤，可以先从小手、后背开始，再到四肢、前胸、全身，使孩子的身体、皮肤接受刺激。或者买一个"大笼球"，让孩子躺在地上，用球挤压其身体。

③"刷一刷，梳一梳"：买几个不同质地的带刺球、毛刷，用来刺激孩子皮肤。用按摩梳子每天给孩子梳头。

④"翻翻书，讲故事"：让孩子用两只手练习翻阅不同材质的书，开始可以是布艺书、较厚的书，再过渡到正常纸质图书。边翻书边讲故事有益于亲子交流。

（2）本体感小游戏

①"指五官，指身体"：家长坐在孩子对面做示范，指眼睛、指鼻子、指嘴巴等五官，再指身体的某个部位，逐渐增加难度，快速且同时指出2个器官等。

②"蹦蹦跳，打打拳"：练习原地跳、台阶跳、障碍跳、跳格子、跳绳等。练习拳击、拍打后背等，让孩子在拍打中释放情绪，说出不开心的事。

（3）前庭觉小游戏

①"爬楼梯，荡秋千"：手牵手爬楼梯—松开手爬—1步1级—1步2级，可以边听儿歌边爬，轻松愉快。多玩"荡秋千"的游戏，如果孩子害怕，家长要陪着一起，保护孩子，再放手让其独立玩耍。

②"小滑板、打滑梯"：借助感统训练的万象小滑板，让孩子坐在上面，家长用绳子拉着滑板走。再让孩子趴在上面，两手推地滑行，或脚蹬墙面冲出去。多带孩子打滑梯，乘直梯、旋转梯，练习俯冲的感觉。

③"单脚站，走直线"：让孩子单脚离地3～10秒，保持身体站直，可以配合儿歌进行，做得好就给孩子奖励。可以让孩子脚跟对脚尖的方式沿着直线走，或单脚跳行、蒙眼走直线等。

（4）日常生活训练

鼓励孩子做力所能及的事情，如自己吃饭、端饭菜、扫地、浇花、穿衣服、整理玩具、唱歌、画画等。

37 家长带孩子训练失败的原因有哪些

常听家长说，孩子在医院训练时很听康复师的话，课堂上也能配合康复师。可是当家长把康复师的训练内容搬回到家里面做，孩子就完全变了一个样子，不仅不配合，还抗拒，想要东西不指也不说，直接踩在凳子上去拿，稍不满足就躺在地上耍赖，家庭训练难以进行。是什么原因导致孩子在康复师面前和在家长面前出现"两副面孔"呢？

首先家长要分清楚，孩子不愿意参与、不配合训练，是"不会做"还是"不愿做"？

"不会做"的原因：家长反思一下，家庭训练内容有没有超出孩子现有的认知理解能力。有可能是家长教的内容太难，孩子能力不够，听不懂，不学是一种"逃避"行为。家长把"超出孩子发展水平"的内容硬灌输给孩子，他像"鸭子听雷"一样摸不着头脑。所以照顾孩子的家长，要清楚孩子的表达能力和水平。应对"不会做"的方法是瞄准孩子有需求的时机下命令，找到孩子能力的基线，预知完成任务的困难并及时辅助。不要用"你认为合适"的方式去训练孩子，要用"他愿意接受"的方式，比如讲故事、合作游戏等激发孩子参与的兴趣。

"不愿做"的原因：家长要思考，给孩子提供的强化物是不是孩子感兴趣的；给孩子的任务量是不是超出了孩子的负荷，使他没时间玩耍；训练游戏孩子是否喜欢；互动时孩子的情绪是否平和而愉快；孩子有没有"自我刺激"的行为，比如用自言自语、拍打身体、在眼前甩手等行为获得自我安慰和快感。解决的方法就是找到"不愿做"的原因，再对症下药，如效果仍不理想，可联系康复师寻求帮助。

最后反思：家庭成员之间对孩子的要求一致吗？比如孩子语言表达处在"单个字"的水平，他想要小汽车，在训练机构，他只有说"车"，老师才给他玩车，不说就不给。回到家里，他看一下车，奶奶马上递给他。他跟妈妈说"车"，妈妈没有给他，而是要求孩子说"我要小汽车"才能给。家长与老师对孩子的不同要求，是对孩子"刺激控制"执行得不一致，这将导致孩子无理取闹。解决方法：家庭成员之间与康复师遵守同样的"刺激控制"条件，对孩子无理哭闹冷处理；孩子做到了就满足，就表扬；做不到就不给。这叫"差异强化"。要求孩子做到的事，家长要温柔且坚定。

家长要做孩子的"大姐姐和好朋友"，孩子跟家长一起练得开心，才能进行有效的康复训练。

38 自闭症患儿不配合训练怎么办

自闭症的综合干预是孩子提升的唯一路径，需要医、教、家庭的共同努力。其中家庭训练格外重要，是不可或缺的环节。但是家长几乎没有相关知识储备，甚至有些家长没听说过这个病。家长非常焦虑和烦恼，经常向康复师述苦水："在老师这里就可以上课，回家完全不听我的。""一上课就有情绪怎么办？""孩子的注意力太差了，根本教不了。""他总是刻板地摇手。""完全不听指令怎么教。"这是自闭症家长们经常遇到的问题，但也束手无策。

家长一定要知道，由于疾病本身的特点，自闭症孩子注意力不集中，坐不住，没有规则感，让他们做所谓"训练"，时间久了肯定会有情绪，会想各种方法抗拒躲避训练。这时候家长们千万不能妥协，因为妥协只会促使孩子抗拒训练的行为愈加频繁。

那么如何正确应对孩子不配合训练的行为呢？在这里向自闭症患儿的家长推荐三个方法。

（1）消退法

消退法是消除自闭症患儿抗拒训练的最有效、最简单方法，适用于孩子抗拒训练行为比较轻微的时候。训练的时候不管孩子用什么方式抗拒，家长要假装没看见，根本没有注意，要让孩子知道这种行为没有任何影响。不看他，也不终止你的训练项目。过了一会儿，孩子意识到这种行为对他没有任何好处时就会停下来。孩子通常是很聪明的，知道他做什么会对你有影响，他闹时，如果你犹豫了，退缩了，或拖延了操作，他就会继续闹甚至会变本加厉达到他的目的。

（2）隔离法

该法是把孩子晾在一边，让他感受到枯燥、不愉快和无聊，以达到消除不良行为的目的。自闭症患儿开始表现出抗拒训练行为时，家长可立刻转身，不让孩子看到你的面部表情，一直等到他停止这个行为。如果这样还不行，可以把孩子带到旁边对着墙壁站着或带到其他没有孩子喜欢的玩具、电视等物品的房间，隔离时间一般在5分钟左右。家长在这个时间段内不要给他任何关注，直到他可以配合训练。隔离法不适宜频繁自我刺激的自闭症患儿，因为你不理他时，他可以刻板地自我刺激。

（3）让训练有趣化

尽量让干预训练在快乐中进行，让训练变得有趣化。如果以孩子的兴趣为中心展开训练，不仅能够很好地调动孩子的积极性，还能使训练内容符合孩子的能力，让训练效果最大化。

39 家长如何激发自闭症患儿的语言需求

自闭症的核心症状是社会交往和沟通交流障碍。没有与他人交流的欲望，缺失社交动机是自闭症患儿无法进行社交的主要原因。所以激发患儿的交流欲望才是最根本的治理方式，那么如何激发自闭症患儿的交流需求呢？

首先训练孩子的眼神、表情、动作。肢体语言是口头表达的基础，想达到训练效果，要先有延迟满足。

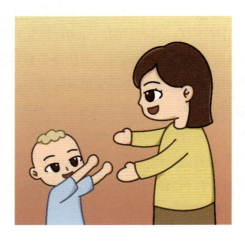

什么是延迟满足呢？

过去，家长们总是提前或者立刻马上满足孩子的各种需求，感觉渴了就喂水、饿了就喂饭，甚至在想玩玩具前就已经把玩具摆在孩子面前。现在，家长们不再去提前或者立刻满足孩子的需求，此时，孩子会出现被迫或者被动社交，这就是延迟满足。孩子如果被照顾得太周到，衣来伸手、饭来张口，会对任何事物不感兴趣。爸爸妈妈可以在孩子面前吃他喜欢的零食，但是不给孩子吃，制造饥饿感。面对孩子的需求，不要及时回应，可以表现得"笨"一些，构建出必要的交流环境。比如孩子很喜欢喝牛奶，家长可以在牛奶旁边放上水、可乐。每次他想喝的时候，家长先把水给他，他不要，再把可乐给他，也不要，再拿牛奶给他，他如果看了你的脸或指了指或者说了"奶"，再给他。

除了吃东西，还可以通过制造意外来延迟满足。比如孩子喜欢看电视，家长可以在孩子看得很投入的时候突然关掉电视，这时孩子会发出"嗯嗯"的声音或者哭闹表示抗议，这时家长就可以一直看着孩子，等待孩子看你，再打开电视，一会儿又关掉，他看了你，再打开，如果孩子会开了就让他指了再打开，如果会指了，就教他说了再打开。家长要像上面讲的例子一样，多回合地折腾，每天面对面地做"看""指""应""说"的训练。

有些家长为了孩子能说话，一直在机构做口肌训练，实际上大部分自闭症的孩子是不需要做口肌训练的。口肌训练是让语言的发音更准确，解决不了不能说话的问题。如果孩子可以发音或者说简单的话，家长可以用应景式旁白激发孩子的语言需求。

什么是应景式旁白呢？

应景式旁白是孩子无论出于什么状态，家长要不断地解说，把自己变成"话唠"。要用孩子的口吻、夸张的表情，有感情地叙述。比如，他想出门，家长就蹲下来指着门说"开门、开门"；他想喝奶，家长就说"牛奶、牛奶"。如果孩子会说"牛奶"，家长可以说"我要喝牛奶"。总之，见到什么就说什么。他不看，就可以指一指提醒他。也可以在门口的桌子上放一个香蕉，每次路过妈妈就说："这是什么？"爸爸回答："这是苹果。"也许在很长一段时间里，你不停地说，不停地输入，孩子都不会理你，但你要坚持，不断输入，有了一定的积累，就会激发出孩子的语言能力。有一天你会发现在开门时他说开门，走到桌子旁他突然说："这是什么？"

就好像电脑的输入键盘一样，每天敲打同样的字符进去，电脑硬盘上可能已经存储了所输入的信息。当你再次打第一个字的时候，下一秒屏幕或许会显示出你很久以前输入的信息。

当自闭症患儿的社交和语音等达到一定的量，通过恰当的方式激发，孩子会展现出曾经学过的各种知识和能力。

40 自闭症患儿家庭干预的重要性有哪些

家长作为自闭症患儿的亲密接触者和早期症状的发现者，对孩子的观察程度是最详细的，没有人能比家长更加敏锐地把握和识别孩子的细微差异和优劣缺失，家长更了解孩子的行为背后隐藏着怎样的不安。这些问题在家庭干预中至关重要。家庭干预在康复过程中发挥着不可替代的作用，早期训练效果直接体现在孩子日后的成长和融合过程中，家长要尽早开始家庭干预训练。自闭症患儿的家长在家庭干预中要关注的重点有哪些呢？

（1）家庭训练应随时随地进行

孩子在家时间比较多，与父母的接触时间最长。家长有充足时间对孩子进行简易有效的训练，比如模仿练习。千万不要以为只有在康复老师面前才是教育，回家后可以不用训练，松懈下来。这种观点大错特错！训练孩子最好的老师是父母。正确的做法是孩子醒来即开始训练，不管是谁面对孩子，都要采取科学的方法进行训练，必须做到时时刻刻、随时随地进行训练。

（2）自闭症患儿的训练多数需要伴随终生

自闭症患儿学习能力偏弱，只有持续的高密度训练才能让患儿熟练地掌握所学内容。很多家长在孩子确诊初期，凭着救子本能，积极地全力投入教育训练。可是后来，一年或者几年才能教会一样生活技能，对孩子的教育结果又感到失望。也有一些家长抱着快速康复的心态进行康复训练，误以为只要经过一两年的突击训练就能大功告成。实际上，自闭症的康复训练是一项"持久战"，并非像其他疾病一样治疗一段时间会痊愈。患儿一旦被确诊为自闭症，对其干预将会是终生的。只是因为个体因素不同，在干预的强度上会有轻重之分，收效也会不同。

（3）训练一定要抓住核心目标

家长一定要知道，在运用方式、方法的过程中，不可将手段与目标混淆，不可过于较真形式上的效果，而忽略训练背后的意义和目标。自闭症患儿最终的训练目标是为了提高社交能力和认知能力。如教孩子画海豚，并不是为了把海豚画得有多好，而是为了提高在画海豚过程中体现的社交能力和认知水平，家长要及时对孩子主动性表示赞同与肯定。

（4）增强亲子关系的融合

自闭症是贯穿终生的神经障碍疾病，持之以恒的康复教育对提升孩子的能力和生活质量非常重要。理论和实践证明，家长的观念、态度和对相关技能的掌握，对自闭症患儿的康复和发展至关重要。

一个其乐融融和团结温馨的家庭环境有助于孩子的康复训练。自闭症的干预和康复需要家庭共同努力，家长和康复师形成良好的互动，制订最合适孩子训练计划，才能取得最好的训练效果。

41 自闭症患儿可以上幼儿园吗

看到别人3～4岁的孩子上幼儿园，自闭症患儿的妈妈也很心急。一方面觉得去幼儿园可以让孩子接触到更多正常的小朋友，融入集体学习环境；另一方面又担心孩子适应不了，跟不上集体学习进度反而对孩子造成心理伤害。到底应该怎样选择才好？

首先家长要明白自己孩子的情况，是否具备去幼儿园的基本条件：其一，孩子要有一定的注意力，能够被老师和小伙伴吸引，参与到集体活动中。其二，孩子要有一定的安坐能力，即便好动、小动作多，也能够在座位上坐20分钟，有"听课"的样子。其三，孩子要有一定的沟通能力，借助语言、肢体动作、表情或卡片等方式向老师或小伙伴提要求。其四，孩子能遵守基本规则。孩子的问题行为或自我刺激行为不严重，不会经常推人、打人、伤人或随意大喊大叫。其五，孩子能学会简单的生活自理，能自己吃饭、穿脱衣服、穿鞋、如厕等，能听懂一些指令，也能听老师的话。

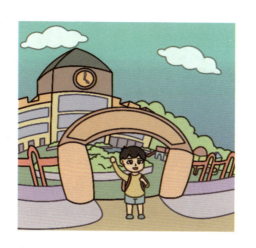

家长送孩子去幼儿园，最大的心愿是让孩子学到更多东西，能有更多的收获，尽早融入社会环境中。但如果孩子能力不足，在幼儿园压力大，学不到知识，依旧是一个人玩，偶尔还会受到其他小朋友的"欺负"，经常不开心，反而会出现更多的情绪或行为问题，加重症状。这种情况建议不去幼儿园，先做干预训练更为合适。

如果家长准备把孩子送去幼儿园，如何让孩子更好地融入进去，这是"超人妈妈"们要完成的课题。其一，送幼儿园之前，给孩子做一个专业评估，听取康复老师的建议。确保顺利入园，可以提前让孩子接受"小班制社交融合"康复。其二，选择融合式幼儿园。这类幼儿园包容性强，可以接纳自闭症患儿。与幼儿园沟通，最好采取"渐进式""分时段"入园方式，开始阶段有家人陪伴，再逐渐离开。这样可以让孩子上午在幼儿园，下午去做康复训练。最后一点也很重要，不要责备孩子，多发现孩子的进步点、闪光点，以此对孩子进行鼓励、表扬。

42 通过训练能治好自闭症吗

很多孩子被诊断为自闭症，家长们错误地认为是家长没带好或者成长环境不好造成的，认为孩子不说话、不听指令、不合群等表现，教育一下就好了。一些社会训练机构也把这种错误理念灌输给家长，把自闭症和心理"内向"混为一谈，实在是荒唐。经过数月甚至常年训练效果不好，即使有的孩子能开口讲话，也只是鹦鹉学舌，没有沟通能力。

自闭症跟一般的身体疾病是有区别的，属于脑功能发育障碍性疾病，大多数患儿有脑神经损伤，是脑功能失调造成的。自闭症的孩子神经感知觉不正常，会出现不正常的行为和状态，包括呼叫孩子名字反应差，与家人等眼神对视时间短等，都是因为大脑的听觉区和视觉区出现了功能障碍的表现。自闭症的孩子只对自己感兴趣的声音和图像反应灵敏，比如动画片、儿歌、闪光或旋转的图像、物体等有反应或专注，而对其他的视听觉都反应差，比如和自闭症的孩子讲话或者教他们说话，往往反应不灵敏，不怎么专注。因为他们的脑功能一直是失调的状态，造成其一直活在狭窄的自我兴趣中，很少产生和别人沟通的思维和想法，从而造成语言发育障碍，特别是语言沟通能力差。

在临床中，通过系统的综合治疗，很多患儿的恢复效果还是比较好的，也有一些能正常上学读书的孩子。自闭症是一种复杂的慢性病症，需要一个相对长久的治疗过程，只靠训练机构是不够的，家长要积极地到专业医院就诊和治疗，以免错过最佳治疗时机。

43 孩子治疗了几个疗程会说话了，是不是好了

有很多孩子在诊断自闭症之前，一些家长错误地认为是看电视太多、老人不会带孩子等原因造成的。

实际上，自闭症是脑神经发育障碍造成的，自闭症的孩子语言发育出现问题，没有沟通和交流的想法，造成孩子不学说话。在干预治疗中，孩子配合能力及注意力能有明显提高后，开始模仿说话。也就是说，仿说只是语言发育的第一步，后面随着治疗，孩子的行为能力、表达思维能力，都明显提高，交流性的语言和主动性的语言都增多了，才是明显好转。

当自闭症的孩子语言方面、社交方面及兴趣狭窄症状都明显改善了，能很好融入群体环境了，才能达到"脱帽"状态，才可以称为基本痊愈。

44 为什么孩子在康复课上能仿说，而家长让他说却不说

自闭症的孩子大多数都有明显的语言交流障碍，有的孩

子基本不说话。在临床门诊中，孩子不说话是自闭症患儿来就诊的主要原因，自闭症的孩子大多数时间都在自我狭窄的意识当中，和别人不产生沟通意愿，也就是说自闭症的孩子没有和别人讲话的想法，所以才不讲话。还有就是自闭症的孩子都存在交往和配合障碍。很多家长都能体会到，并非自己不教孩子说话，而是孩子对学说话不感兴趣，没有配合状态和专注力，所以反复教他说话，他也不学。所以，自闭症的孩子是因为没有说话意愿，不配合学说话和专注力欠缺造成的。

通过一段时间的干预和治疗，有一部分孩子配合能力和思维专注力有明显提高以后，孩子逐步有一定的仿说简单字词的能力了。但有一部分孩子在配合和专注力还没有达到理想水平时，就会出现在康复教室，并在康复老师的带领下，能仿说一些字词，但是下课以后家长让他说话时，他又不会说。之所以造成这种现象，是因为孩子的配合和专注状态还没有达到较好的水平，实际上只要孩子能和老师学说话，就说明配合能力和专注力都有一定提高，随着继续治疗和干预，孩子各方面再提高一些，后期孩子也就和家长能学说话了。

所以，在治疗和干预过程中，家长要有一定的耐心，积极配合好各项治疗和干预，平时也可以用多种方法练习孩子的注意力和配合能力，如果孩子气息运用能力差，也可以让孩子多练习鼓腮吹气，比如吹哨子、吹口琴、吹气球、吹泡泡等，通过专业的干预治疗，再加上家长的耐心配合，大多数自闭症的孩子都会说话的。

45 治疗了一个月没有明显改变，是不是没效果

这个问题是很多患儿家长在治疗过程中比较关心的问题，编者也非常理解家长期盼患儿早日康复的心情。

首先我们要知道，自闭症是脑神经发育障碍引起的一系列异常症状表现，每个孩子的病症程度不一样，治疗开始的年龄也不一样。从程度上来讲，分为轻度、中度和重度；从年龄上来讲，年龄越小，相对恢复的也越快。所以每个孩子治疗的时机不一样，效果也不同。

其次孩子通过治疗指令配合好转，有的通过治疗睡眠、情绪好转，有的通过治疗反应眼神好转等。这些都是脑神经恢复好转的表现，只要脑神经有恢复好转表现，认知和语言也会逐步有效果。自闭症是一种整体脑神经失调的表现，所以治疗是一个持续的过程。

有家长认为没有开口说话就是没效果，这种说法也是不对的。因为孩子的语言发育是一种有意识地模仿过程。有好多自闭症的孩子刚开始治疗的时候，没有配合意愿，还有的没有眼神注意力，还有的舌头不灵活不会发音，这些都是不能说话的因素。通过治疗配合康复训练，这些都好转了以后，孩子逐步就可以学说话了。

46 我该怎样教育我的自闭症孩子，才能让其成年后正常工作

目前全国有 1000 万自闭症患者，0～14 岁患儿大约有 200 多万人。2021 年 3 月发布的《中国自闭症家庭情况调研白皮书》显示 19～30 岁自闭症患者超过 6 成，以家庭为主要日常活动场所，30 岁以上自闭症患者 9 成最终蜗居在家，大多数成人自闭症患者的衣食住行需要他人帮助。

自闭症患儿的教育是每个家长最为关注的焦点，然而对自闭症患儿的家长来说却充满困惑和挑战，包括要到哪里看病；该怎么教育自闭症患儿；孩子现在还不能自理，该怎么办；我的孩子无法正常上学该怎么办等问题。

那么家长应该怎么办呢？

首先要设立自闭症患儿成年后的长远目标。

重症自闭症患儿康复的长远目标：生活要能自理，学会基本的社会规范，学会简单的语言沟通。

轻中度自闭症患儿长远康复目标：最低标准是参加工作能够自谋生活；部分有特殊才能的自闭症患儿能够得到进一步培养，提高特殊的才能，为社会作出超出常人的贡献。

自闭症患儿要实现以上的长远目标，家长需要付出百倍的努力。除了早期检查、早期诊断、早期专业的治疗干预外，家长对自闭症患儿的正确教育方式也至关重要，并需要贯彻终生。

家长对自闭症患儿教育的核心原则要特别关注如下几个

方面内容。

"赏识"孩子,让孩子健康快乐:要理解、包容、接纳、尊重、赏识,多表扬,多鼓励,建立孩子的自信心,让孩子健康快乐。

"提升"能力,引导孩子进步:要快乐巧妙地提高自闭症患儿的社交能力、语言表达能力和认知理解力,改善情绪,矫正不良行为,其中对社交能力的提升最为重要。

要实现提升能力的目标:首要是尽早到专科医院进行专业的治疗和训练。其次是发现孩子兴趣,培养孩子兴趣,家长学会围绕孩子的兴趣进行自然情景教学。训练干预的时间:早期进行3~4年的密集专业干预,家庭干预要长期进行,终身支持。

"培养"兴趣特长,让孩子有所成就:无论自闭症患儿有无特殊才能,发现、培养、转化自闭症患儿的特殊兴趣、能力和特长都至关重要。即使无特殊才能的自闭症患儿,通过家长重点"培养"兴趣和特长,对提升社交能力、改善情绪、矫正行为及"赏识孩子"也有非常重要的作用,完成"培养、提升、赏识"三原则。

47 自闭症患儿家庭干预的两大原则是什么

自闭症是世界上公认的最难治疗的儿童发育障碍性疾病,有许多自闭症患儿终身无法生活自理,但也有许多自闭症患儿通过专业的干预治疗和训练,以及长期强有力的家庭干预训练，基本可以正常上学、工作。

家庭干预训练对预后起到非常重要的作用，是专业治疗的有力补充和强化。要取得家庭干预训练好的效果，家庭干预需遵循的两大原则是什么呢？

（1）设计密集的互动原则

家长每天尽可能多与孩子开展有组织、有计划、有设计的互动活动，尽可能不让孩子独处。

干预要有个性：根据孩子的障碍缺陷不同，有针对性地安排互动内容，悄无声息地把个性化干预内容融入游戏中，提高孩子的语言、社交能力。

干预要有兴趣：以孩子的兴趣作为互动内容，对无特殊兴趣的儿童，家长可以培养孩子的兴趣。

干预要有密集性：活动密集而不杂乱，每天从早上起床开始干预，包括穿衣、洗脸、刷牙、吃饭、室内游戏（如玩积木拼图等）、文娱活动（如看动画、看图片、讲故事、画画）、户外运动（如滑梯、滑板、骑车、荡秋千等）。

干预要有互动性：每一个活动都要有家长的互动，而不是让孩子独自活动，互动的回合越多越好，做到无互动不活动。

（2）善用奖励和温和的惩罚原则，无快乐不干预

家庭干预要以ABA行为疗法为依据，对好的行为立即奖励和强化，对不良行为给予温和惩罚。

奖励强化物按强弱顺序分以下4种：喜欢的零食、喜

欢的玩具和物品、喜欢的活动或游戏、动作或语言精神奖励（如竖拇指、拥抱）。根据好行为出现的难易度，强化奖励可以由强至弱，最后达到强化奖励的消退。

当孩子出现异常行为或情绪暴躁、无理取闹、打滚撒泼时，家长要做到"七不"：不打、不骂、不唠叨、不欺骗、不威胁、不利用、不对抗。虽然这七种方法暂时有一定的效果，但长期看不会减少孩子的不良行为，相反会使孩子产生攻击行为，加重对抗，加重异常行为趋势。家长应对不良行为采用温和的惩罚方式，主要有自然结果惩罚（孩子异常行为导致的自然后果，该后果就是惩罚，如用手摸热碗时，手被烫了一下）；逻辑结果惩罚（如家长告诉孩子，骑车不能出小区，否则停止骑车一周，若孩子违背约定，将车骑到街道上，违背了逻辑要求规定，家长要将小车收起来，一周不能骑车即是惩罚）；暂时隔离（罚站、面壁）；活动取消（取消孩子感兴趣的活动，是负惩罚）；物品剥夺（剥夺孩子喜欢的物品，是负惩罚）；简单指正批评；直接忽略（轻微的不良行为可视而不见）。惩罚会让孩子逃避问题，如不愿意学习、说谎、离家出走。惩罚会让孩子模仿惩罚，侵犯他人。若惩罚涉及道德问题，使用要适度，不可侵犯孩子的人权。

日常生活中，家长要以强化奖励为主，少用惩罚。并且负惩罚（在行为之后减去一个正面刺激来避免行为产生）要优先于正惩罚（行为之后给予一个负面刺激来避免行为的再次产生）。

48 我怎样做才能护理好我的自闭症宝宝

相对于正常的孩子,自闭症患儿有更多的困难,除了日常的生活料理和干预训练,还要面对很多突发情况。如何才能护理好自闭症的孩子,给孩子一个轻松愉快的成长环境,带他们融入社会,便成了重中之重。

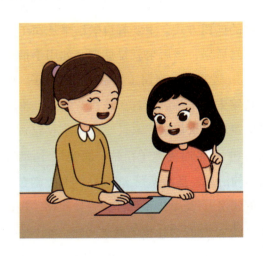

这里从生活护理、心理护理、药物护理三方面,分享家庭护理常识,希望能帮到家长们。

(1) 生活护理方面

生活护理是孩子健康成长的基础。首先要提供安全的生活环境。居家安全对自闭症患儿来说是一个很广的话题,关系到孩子对环境的注意力、对危险的认知,以及对安全规则的服从等。孩子需要时刻在我们的视线范围内，家长要妥善保管好一些物品以避免造成危险，比如洗涤剂、漱口水、化妆品、纽扣电池、药品等放到孩子看不到的地方避免误食。外出时拉住孩子的手，在衣物上缝好联系电话以防走失。自闭症患儿不能意识到火是危险的，也会被水吸引，所以可以制作一些警示标识或是图片来标明哪些东西是不能碰的。

其次是保证儿童的营养供给和充足的睡眠。自闭症患儿的饮食注意事项如下。

不宜食物：①谷物类，主要是指大麦、燕麦和黑麦等制成的食物。②蛋白类，自闭症患儿无法彻底分解牛奶中的酪蛋白而使疾病症状加重，应尽量控制鸡蛋和鲜奶蛋糕、奶酪、冰淇淋、酸奶等富含酪蛋白的奶制品的摄入。③避免食用含色素的食物，以及橙、胡柚、柠檬、番茄等含有水杨酸的食物。

适宜食物：①绿叶菜等碱性食物，可中和代谢中产生的过多酸性物，有利于身心健康。②可清除血中"毒素"的蔬菜。如油菜、菠菜、芥蓝、大白菜、胡萝卜、花菜、甘蓝等。③粗粮，如红薯、土豆、玉米、荞麦等。④水果，如甘蔗、青梅、香蕉等。⑤海带、紫菜、黑木耳、豆豉（含B族维生素多）等。

（2）心理护理方面

家长要接受现实，学会自我调节，从消极的心态中解脱出来，做好长期战斗的心理准备，只有家长心理积极健康，才更利于自闭症患儿心理的成长。家长需要做到以下几点：

①满足孩子的安全感,自闭症患儿感知觉的障碍导致对所处环境的认知偏差与异常,缺乏安全感,所以在沟通时要语气轻柔、亲切,保持足够的耐心。②由于情绪表达障碍,导致自闭症患儿情绪常处于失控状态无法得到宣泄,应与儿童建立良好的情感关系,增加儿童信任感,了解儿童产生不良情绪的原因并积极调解,让孩子的情感得以宣泄。③在正规康复医院医生的帮助下制订持续稳定的康复计划。让训练带给孩子快乐和成功的体验,成为自闭症患儿成长发展的重要动力,为自闭症患儿未来形成社会功能奠定心理基础。

(3) 药物护理方面

部分自闭症患儿需要口服共患病控制药物,严格按照医嘱服用药物,如利培酮、舍曲林等,观察药物的不良反应,如有无肌紧张、震颤、僵直、流涎、运动迟缓等,如果出现不良反应要赶紧停药并告知医生。

49 家长如何提高孩子的共同注意力

共同注意力主要是指眼神接触、目光跟随、手指指向方式,是个体察觉他人心理状况的最早表现。共同注意缺陷是指患儿自婴儿时期开始不能与正常婴儿一样形成与养育者共同注意某事物的能力。

自闭症患儿进行共同注意训练,不仅能帮助其提高学习认知能力和语言表达能力,对提高社交能力也至为重要。那么家长如何提高孩子的共同注意力呢？

共同注意的基本技能要求是孩子可以在家长和物品间来回转移视线，包括孩子先看物品，然后微笑或皱着眉头看着大人，分享对物品或者事件的感受。而眼神对视能力是共同注意力的基础，眼神对视能力训练分以下几种常用方法。

利用孩子喜欢的零食或玩具：把零食（一点点）或玩具放在训练者眼睛附近，吸引孩子看过来，孩子与训练者对视后，给孩子零食。

躲猫猫：训练者双手捂眼，当孩子看过来的时候，做出夸张的表情。

卷纸筒（或望远镜）：利用纸筒等和孩子互相看对方眼睛。

举高高：孩子被举高到一半突然停下来，孩子会注视举高者的眼睛。

平视说话：蹲下来，面对面地和孩子说话、玩游戏。

吃饭时训练：给孩子喂一口食物，然后身体前倾，鼓励孩子也喂家长一口。

如果孩子的目光接触能力提高了，家长就可以开始和孩子一起学习提高共同注意能力。

第一步是教孩子把物品给家长：向孩子展示一个装有孩子喜欢的零食或玩具的透明容器或塑料拉链袋，孩子无法自己打开，你把容器递给孩子，问孩子"需要帮忙吗"？引导孩子把容器递给你，家长打开，顺便把零食递给孩子，并告诉他零食的名称，反复训练，鼓励孩子进行目光接触。如果孩子进行目光接触，却不想打开，就把容器拿到你的眼睛附近，等孩子与你对视时，把容器内的物品交给孩子。在教孩子的过程中提醒家长注意：当让孩子把物品递出时，要确保拿到物品的同时，马上给孩子。生活中许多情景可以教孩子回应伸出手的行为和"给我"的语句，如吹泡泡瓶、玩轮流积木游戏等。

　　第二步是教孩子展示物品：先向孩子展示有趣的物品，当他看物品时，说出这个物品的名字和功效，然后将这个物品玩法展示出来，物品有趣、好玩的效果是对孩子看物品的奖励，强化孩子的回应。然后训练孩子向你展示物品，当孩子拿着物品站在你面前时，你说"给我看看"，当孩子试图把物品递给你时，你不要伸手接，而是要正面面向物品，注意观看并发出赞美的声音，比如说"车好漂亮啊"。提醒家长注意：一定要反复做和孩子一起相互展示物品的训练，并使用"看"的指令或"给我看看"的指令。

　　第三步是教孩子如何指向物品来分享经历和兴趣：首先教孩子指向想要的物品，先让孩子指尖触摸想要的物品（他自己拿不到），随后马上给孩子这个物品，反复练习很多次，然后让孩子指向更远一点的想要的物品，由近及远，比如先大约30cm，然后再增加1～2m及4～5m远。再教孩子用手指向用来展示或评价的物品，教孩子用手指指向不仅可以代表我想要这个东西，还可以表示我对这个很有兴趣。在户外可以教孩子用手指指向汽车说"看，汽车""看，花真红"。

　　互动游戏也可以帮助训练孩子的共同注意力，如拼图游戏，爸爸指向拼图中的缺口，对孩子说"三角形放这里"。

　　构建有效的自然奖励，让自闭症患儿学会用眼神和手势进行沟通，可以正常表达需求、喜好和愿望，为进一步的语言学习和社交能力提供一个坚实基础。

50 孩子什么都懂，还会弹琴，为什么不会主动说话

孩子能听懂别人说话的意思，也能够执行指令，特别是还学会了弹琴。这说明孩子的基础认知能力还不错，对语言的理解能力也很好。但他平时不问就不答，都是大人发起说话，孩子从来不主动说，语言水平明显与年龄不相符。眼看着别人家的孩子都开始说儿歌了，自己的孩子却"惜字如金"，可急坏了家长。为什么孩子会缺乏主动性语言呢？

首先，孩子的主动沟通都是从需求开始的，想让他主动说话，重点是提升孩子沟通动机。反思一下家长育儿模式：孩子的主要看护者奶奶、保姆或者妈妈，是不是太"善解人意"了？日常生活中孩子的一个眼神一个小动作就知道孩子需求，马上满足。把孩子一天想玩的、吃的、用的东西都安排周到，准备在跟前，他还需要说话吗？家长的包办代替并破坏了孩子的语言激发模式，剥夺了孩子学习的机会。所以孩子的主要照顾者请记住：往后退！给孩子机会，别把孩子照顾得那么细致，让孩子有需求、有说话的动机。

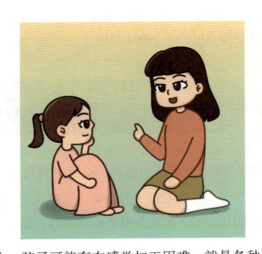

其次,孩子可能存在感觉加工困难。就是各种感觉信号在大脑中无法获得有效加工处理,指挥做出合适的反应。这是自闭症患儿很常见的表现。他对感觉刺激的反应要么过度,要么是低反应。低反应的孩子通常十分安静和消极,对于一般强度的刺激,比如正常的说话声音几乎是"听而不闻",很难参与进来。他们往往喜欢很大的声音,把音乐和电视声放得很大。这种情况要多做感觉统合训练,例如皮肤按摩、用不同质地的物品刺激皮肤,触觉降敏可以使孩子情绪更稳定,改变孩子胆小怕生、不敢开口的情况;多做一些前庭刺激的练习,例如旋转、翻滚、倒立、跳床、跳绳等游戏,唤醒前庭处理信息的速度。他会弹琴,就弹和缓音乐,或让其在音乐伴随下做各种运动。有条件也可以咨询医生做听觉统合的治疗,提高孩子大脑皮层对声音刺激接受的敏感度。

最后,若想让孩子能说话,家长应参与到孩子的兴趣中,多说多玩。家长要控制电子产品的使用,不把训练交给学习机、动画片。动画片的语速快,图片变化也快,孩子就是看个热闹,根本都没理解。自闭症的孩子以"具像思维"为主,家长和孩子游戏时,要在孩子高兴时植入语言,避免生教硬灌。如孩子喜欢玩"小青蛙"玩具,你就跟他说:"小青蛙,呱呱呱。""小青蛙,穿绿衣。""小青蛙,蹦蹦跳,找妈妈。"过一会儿他又去厨房玩,你就跟他说:"小水杯,喝水啦。""大苹果,圆圆的。"对孩子的表达你要给予积极回应:"你想玩什么?"孩子说:"娃娃。"你说:"哦太棒了!自己说的娃娃,给你娃娃,咱俩一起玩吧!"家长深度的陪伴交流才是打开孩子"话匣子"的敲门砖。

51 我的孩子确诊是自闭症,可为什么会经常便秘

便秘是小孩子的常见症状,是指小儿大便干燥、秘结、坚硬,一次排便量少,很难排出,或大便次数少,间隔2～3天甚至5～6天才排便一次。便秘通常伴有腹痛、腹胀、嗳气等,用手摸孩子小腹部有"包块"的感觉。便秘时间久了,孩子的食欲很差,睡眠不安,脾气也不好。

超过2/3的自闭症患儿有严重偏食、腹痛、胃炎、结肠炎、慢性便秘等问题,特别是普遍存在便秘。患儿不会表达痛苦,因此便秘、肠胃不舒服常通过一些问题行为来表达,比如摇摆身体、攻击他人或自残等自我安抚行为的增加。家长可以从以下几方面去找原因。

一是功能性的便秘。功能性便秘主要跟"吃"有关：吃得太"少"，进食量不足；吃得太"精"，食物中的膳食纤维素摄入不够；吃得太"偏"，进食的种类少，挑食，只吃那么几种食物；"喝"得不够，不爱喝水，肠道水分不够。这样时间久了会引起孩子营养不良，缺乏B族维生素，肠胃传送功能不足，蠕动减少，肠道功能紊乱而引起便秘。

二是习惯性的便秘。习惯性便秘主要跟排便"习惯"有关：孩子排便时间不固定，没有养成规律的排便习惯，没形成良好的排便反射；由于便干很难排出，孩子产生了畏惧排便的心理，他会经常控制排便，有了便意就故意憋着不去排；还有就是家长经常滥用开塞露灌肠解决便秘问题。这会干扰孩子排便的生物节律，使肠内排便反射的敏感度降低，大便水分流失而引起便秘。

三是肠道器质性疾病。家长要细心观察：孩子大便是否混有血液？肛门是否有裂口？有没有严重的呕吐、腹胀、包块等，如果有要立即看医生。

四是自闭症患儿多数存在肠道菌群失调。肠道菌群失调与便秘、腹胀相关。家长可以回想一下：在怀孕期、分娩期有没有较长时间使用过抗生素？分娩方式是剖宫产吗？孩子出生后有没有使用过抗生素？孩子的饮食是不是以精米精面食品为主？孩子早期是否进行母乳喂养？孩子有没有受到重金属铅、汞污染的可能？这些不良的环境因素都会引起孩子肠道内有益菌减少，小肠内有害菌过度生长，导致肠道菌群微生态的紊乱。这不仅加重了自闭症症状，更容易引起便秘、腹痛、过敏、偏食等问题。

现代医学研究表明肠道微生物菌群可影响人的脑功能和情绪行为。所以，健康的肠道与健康的大脑密切相关。自闭症患儿经常便秘，可选择"肠道菌群基因检测"，在医生的指导下，补充益生菌、益生元，均衡膳食，自闭症相应症状也会减轻很多，改善孩子生活质量。

52 自闭症患儿的家长需要学习什么技能

2021年3月发布的《中国自闭症家庭情况调研白皮书》显示，19～30岁自闭症患者超过6成以家庭为主要日常活动场所，30岁以上自闭症患者9成最终蜗居在家，大多数成人自闭症患者的衣食住行需要帮助。

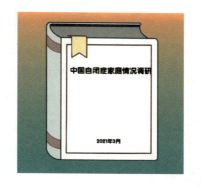

0～6周岁是自闭症早期干预治疗的黄金时间，尽早发现，尽早进行专业治疗和干预，是决定自闭症患儿未来生活质量最重要的因素。除此之外，家长学会家庭干预和教育方法对长期预后也非常关键。为取得好的家庭干预效果，家长应该掌握哪些重要的技能呢？

首先，家长要掌握以下家庭干预的方法和技能：自然情景教学；提高孩子的共同注意力；引导孩子的模仿能力；改善语言能力；学习延迟满足法；应景性旁白；学习一些社交游戏；学会祖母原则。下面选取几种做简要介绍。

延迟满足法：当自闭症患儿有生理和心理需求时，不要立马满足，引导孩子表达需求后，如动作、眼神、发声或语言，展现出期待的社交行为后，再给予满足。

应景性旁白：家长要紧随孩子的注意力，孩子眼睛看什么，家长就要说什么；孩子在玩什么玩具，家长的语言要跟随孩子的动作进行解说，刺激孩子理解语言及仿说的能力。

一些社交游戏：家长应学习一些游戏，如合作游戏（抛接球、抬水）、竞争性游戏（颠乒乓球、投篮）、轮流共享游戏（通过轮流共享活动，让孩子学会等待，学会模仿，从而提高孩子的语言能力和社交能力）、对抗性游戏（石头剪子布，通过游戏让孩子获得荣辱概念，学会欺骗、诡计、计谋，让儿童获得认知的提升）、模仿游戏（通过模仿，让孩子学会观察、注意，提高孩子的社交能力）。

祖母原则：家长要学会如何引导孩子做不喜欢的事情，即在做一件不喜欢的事后，就有一件孩子很喜欢的事在等着他，如刷牙后可以看动画片，练完琴后可以玩玩具，从而提高孩子的能力。

其次，家长应掌握"奖励和惩罚"的技能。

家庭干预也是要以 ABA 行为疗法作为支持依据，对好的行为要立即给予奖励和强化，对不良行为给予温和惩罚。

孩子说出或做出了家长期盼的语言或行为，家长应及时给予奖励，如孩子喜欢的零食、玩具、语言表扬、奖励动作（竖拇指、拥抱），从而强化孩子的这种行为。

对自闭症患儿的不良行为，应采用温和的惩罚方式，主要有自然结果惩罚、逻辑结果惩罚、暂时隔离、活动取消（取消孩子感兴趣的活动，是负惩罚）、物品剥夺、简单指正批评、直接忽略。日常生活中，家长要以强化奖励为主，少用惩罚。惩罚使用要适度，以免产生相反效果。

53 如何在与患儿的社交游戏中运用交互式教导技术

社交游戏训练是专门针对自闭症患儿社交问题而设计的一种科学有效的干预训练方式，其中交互式教导技术是社交游戏主要训练技术之一。它的目的是让孩子在有趣的活动中自发性地进行沟通，增强孩子对人的关注，培养与家长的互动能力，是直接教导技术的前提。

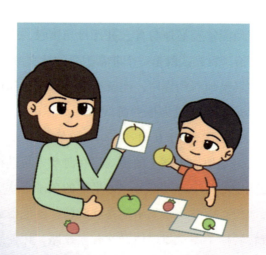

交互式教导技术是由孩子进行引导，成人对孩子的所作所为做出积极的回应。这种回应可以让孩子明白自己发出的

声音和某些行为是有意义的，促使孩子更多地展现出主动沟通的意识和行为。交互式教导技术的使用应注意以下几点。

第一，让孩子选择玩具或活动，确保孩子主动参与，激发社交兴趣，孩子的参与度越高，动机越强，他所吸收的知识也就越多。但对家长来说，让孩子来掌控活动是非常困难的，因为家长总想让孩子按照自己的步骤给孩子灌输想要达到的技能，特别是在孩子随意摆弄一些玩具，并表现不能专注于一个活动时，家长会迫不及待地试图教导孩子如何玩这个游戏，或者当孩子对游戏失去兴趣后强迫他们继续玩。这样会引发孩子的反抗，不利于社交游戏关系的建立和技能知识的吸收。为了有效地运用交互式教导技术，要确保从孩子的眼神、动作和摆弄玩具的过程中，观测和了解到孩子探索需求的兴趣点。

第二，活动中保持与患儿面对面，把自己置于孩子的视线之内，使他能够轻易地与自己进行目光接触，或看到自己正在做的事情。目光接触是一个非常重要的社交参与的迹象，当孩子能够轻易地看到你时，他就有机会来注意你正在做什么，你可以更容易地成为他的游戏中一个不可缺少的部分，从而与他产生联系，便于互动。

第三，恰当地加入孩子的游戏，在游戏中帮助孩子，让你成为游戏中的一个必要部分。如果你的孩子喜欢爬，就和他一起玩地板打闹游戏；如果他喜欢旋转，就把他放到转椅上，推着转着椅子跑；如果他喜欢触摸纹路，让他感觉干燥的豆或米做成的豆袋或触摸板；如果他喜欢盯着灯看，就和他一起玩手电筒。这些都可以为孩子提供积极的感官体验。

同时你也可以让自己成为体验中的一个部分。请记住，你的孩子是引导者，所以避免对孩子的游戏进行指引或试图教他如何"正确地"做游戏。

第四，成人可以对游戏进行评论，但是不要提问或发出命令，因为这些做法会偏离以孩子为中心的引导，可能会导致孩子抗拒反感，尽管他也许会有所回应，但是这并非自发的沟通，而是出于听从指令被迫回应，不利于发展出自发性沟通的初衷，也容易让孩子在过程中产生不愉悦的感受，从而拒绝或漠视回应。要知道交互式教导的目标就是增强自发性沟通意识。

第五，等待孩子参与沟通。一旦做到了上述四个步骤，那么请尝试等待，注意观察孩子可能参与或沟通的任何迹象。他是否以某种方式接受你加入他的游戏？如果是的话，他是如何接受你的？他是否注视你，或者通过手势、声音引起你的注意，或者离开游戏？交互式教导时，家长需要克制自己，不要对孩子的需求进行预期，不要对他提问，不要告诉他怎么做，并且不要为孩子选择活动，要耐心等待你的孩子向你发起参与的机会。

第六，对孩子的抗拒保持敏感。不要过度担心害怕孩子的抗拒和排斥情绪，但要恰当地保持距离，准确判断探测孩子可以允许自己进入的度在哪里。如果孩子表现出崩溃与挫败感，请认同他的感受，共情他，陪伴他，包容他，不要停止互动，可以尝试换一种方式加入游戏，哪怕只是一段时间的观看陪伴。

需要注意的是，我们要给予孩子充分的自由，又需要控制某些情境。跟随孩子的引导,除非他违反了行为规则,如伤害别人或损坏财产。请记住你要决定哪些行为是可被接受的,如果孩子做出一个不被接受的行为,让他明白这种行为是不好的,并且把引发问题的玩具或物体移开即可。

54 如何在与患儿的社交游戏中运用直接教导技术

自闭症患儿社交游戏训练另一个重要技术是直接教导技术,用于教导孩子提高特定的语言、模仿能力和游戏技能。

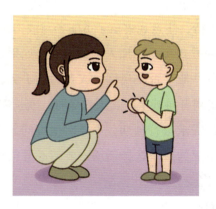

直接教导技术是建立在交互式教导技术基础之上进行的。在交互式技术中,你可以运用跟随孩子的引导、为孩子创造一个参与或沟通的机会、耐心地等待、积极地回应等方式,打开与孩子互动的通道。而当孩子开始有了主动沟通和自发性互动的兴趣后,就可以使用直接教导技术提示孩子做出下一步我们想要他学习的技能反应。

运用直接教导技术期间我们可以使用不同水平的提示，从提供大量的提示或辅助，到后期几乎不给予任何提示和辅助。另外，当孩子做出被期待的反应时，及时地进行强化，强化可以增加孩子再次使用新学习技能的可能性。

（1）跟随孩子引导

同交互性教导技术一样，我们需跟随孩子的引导。在运用一种直接的教导技术之前，确保孩子对物品或活动感兴趣并被激发。如果孩子没有参与的话，跟随他正在做的事情并进行互动。或者，你也可以向他展示你希望他选择并参与的玩具或活动。

（2）创造沟通机会

运用交互式教导技术为孩子创造沟通机会。固定模式、结构化的流程，以及有趣的障碍物、均衡地轮换或沟通诱惑物等情景安排最有可能激发孩子的沟通欲望。当孩子想通过与你的沟通来提出请求时，就是最好的提示或辅助时机。

（3）等待孩子沟通

保持等待直至孩子与你沟通。当他与你沟通时，你可以确信他对活动或物品感兴趣，并且想要通过你的帮助获得某些东西。

（4）提示孩子使用更复杂（发展）的语言、模仿或做游戏

例如，如果孩子正在伸手拿想要的果汁，你可以用手指指向果汁来提示他如何用手指来表达需求。如果他使用一个字词，比如"饼干"，来要求获得东西的话，你可以说"吃饼干"来提示他使用动词加名词。使用略高于孩子当前水平的技能有助于进行提示。

（5）必要时给予一个更具支持（帮助）的提示

如果孩子无法做出反应的话，提供一个更具帮助的提示，从而确保他使用新的技能。例如，当你向孩子展示如何做出指向后，他仍然伸手拿的话，你可以抓住他的手并做出一个用手指指向的动作。

（6）强化并扩展孩子适当的反应

当孩子做出反应，我们应立刻给予其想要的东西或活动。无论你已经为孩子提供多少帮助都没有关系，这是自然强化物。自然强化物得到的同时应伴随表扬，从而提供进一步的强化，并为后期建立社会性强化建立基础。

直接教导技术有许多注意事项，有一定的难度，家长要向干预训练老师请教，逐步学习掌握。

55 家长如何解决自闭症患儿的情绪问题

在门诊时,常遇到自闭症患儿家长非常着急和焦虑地诉说:我的孩子不会说话,不理人,又不交流。还有更多的家长说:我的孩子总是发脾气,大哭大闹,尖叫滚地,砸东西,打人、咬人或者撞头。那么如何解决自闭症患儿的情绪问题呢?

自闭症患儿的核心问题就是社会交往和沟通交流障碍。他们存在语言发育滞后。语言是什么?语言是工具,当孩子没有自己的表达工具时,他会采取其他不正常的方式表达。比如一个正常成年人到国外一个很偏远的地方,想找洗手间,当地人听不懂成年人的语言,可能会出现各种各样的行为问题。其实,这就是交流障碍。如果自闭症的孩子会说"妈妈,我渴了,我要喝水,我饿了,想吃东西",或者"我要出去玩",他的诉求得以表达,那么他就不会用发脾气的方法了。所以帮助自闭症的孩子提高语言功能才是解决问题的关键。

自闭症的孩子发脾气,无非有三种原因:合理要求没得到满足;不合理要求没得到满足;身体的不适。针对不同原因,要有不同应对策略。首先家长要管理好自己的情绪,本着七不原则:即不打、不骂、不唠叨、不欺骗、不威胁、不利诱、不对抗。如果是合理要求应坚决满足。比如,你明白了他是因为渴了发脾气,那去拿水并用手指一指,说"喝水",这时既是在社交训练,又使要求得到满足。如果是不合理要求，比如他已经吃了一颗糖了还想吃第二颗，你需要态度温柔平和，语气坚定地拒绝，然后对他发脾气的行为有选择地忽略。孩子如果是身体不舒服，或者是感觉超敏，因为自闭症的孩子很多都有听觉和触觉敏感的问题，就是听到某些声音或进入某些场合感到害怕或者不舒服，我们可以给他戴上耳机，或者通过转移注意力、深呼吸、数数等方式帮助孩子平复情绪，也可以带孩子脱离刺激环境，如果脱离不了，可以在专科医生帮助下，用一些脱敏疗法去处理。

56 为什么有的自闭症患儿会有感觉失调

很多自闭症患儿的家长会有这样的困扰：带孩子去超市没多久他就捂耳朵、哭喊、尖叫；他只会吃那么几种特定口味的食物，对新食物接受困难；爱眯眼，愿意看暗处；突然兴奋，不停地摇摆身体；孩子总在眼前挥动手臂，搓捻手指；突然的情绪爆发和攻击……更让人担心的是，孩子不知道疼痛，伤到自己了也毫不在意。自闭症患儿表现出诸如此类的问题，都不是无中生有，而是事出有因。这里需要家长们了解到：大约95%以上的自闭症儿童，都存在不同程度的感觉失调。

有五种感觉我们最熟悉了：眼睛看的是"视觉"，耳朵听的是"听觉"，皮肤接触的是"触觉"，鼻子闻到的是"嗅觉"，舌头品尝的是"味觉"。还有五种在学习生活中常用的感觉：维持姿势、安全意识的是"平衡觉"，维持身体姿势和动态感受的是"本体觉",对身体疼痛保持知觉的是"疼痛觉",能感觉到温度变化的是"温度觉",能感觉到时间长短变化的"时间觉"。我们的神经系统接受到感觉信息,大脑进行组织并理解,然后指挥我们做出正确的反应。

但是自闭症患儿由于感觉处理障碍,他的大脑无法从各个感官输入中筛选出有用的信息,他从环境中获得的信息往往不是过度反应很敏感,就是低反应很迟钝。过度敏感的孩子通常表现为多动,他们对感觉刺激更加敏感,且反应十分强烈。比如前面提到的不能忍受特殊的声音:超市的嘈杂声、吹风机的声音就是听觉敏感;喜欢眯眼看暗处,就是视觉敏感;过分挑食就是味觉敏感。而感觉迟钝的孩子通常十分安静和消极,他们会有"听而不闻,视而不见",常表现出孤僻的特质,也很难参与到环境中。对于一般强度的刺激,他们可能不会感觉到或做出反应,就像前面家长的担忧:手指割破了流着血也不以为然,也不会回避真正的危险。

感觉失调会严重影响孩子的认知和社交技能的学习。家长该怎么帮助孩子呢?

首先,你要了解孩子的感觉水平,过分敏感的感觉需要平复和脱敏,以减轻他们感觉上的超负荷。感觉迟钝的需要更多的刺激输入。你要给孩子绘制一份"感知觉地图",这份"地图"有2项内容:"白名单",他的哪些感知觉是良好的;"黑名单",有哪些感知觉出现了问题。其次,你要记录下来,孩子在什么情形下,因为什么原因出现了行为和情绪的反应。最后,教会孩子一些自我调节的策略或能够用正确的方式向他人求救。对于痛觉缺失的孩子,可以采用图片或情景演示的方式教会他"什么地方不能去""哪些活动会使身体受伤""怎样向大人求救"等生活常识。

57 家长怎样与自闭症患儿沟通

沟通能力是自闭症患儿的"短板",语言沟通障碍是患儿核心症状。当其有需求时,会通过拉大人的手、哭闹、大叫等方式来表达。他们沉浸在自己的世界里,对外界漠不关心,他们有着与普通孩子一样的健康外表,却性情孤僻,缺乏与人沟通的能力,犹如天上的星星,一人一世界。家长如何才能与自闭症患儿有效地沟通交流?让这个世界更多地了解他们,让他们更好地融入这个世界。

自闭症患儿与普通人建立沟通,遇到的第一个伙伴不是康复师,而是父母。家长作为孩子的第一个沟通伙伴,首要解决的问题是学会如何与孩子沟通。沟通是指人与人之间讯息的传递和接收,可以是语言,也可以是任何能够有效传递讯息的行为,家长往往只注重"说话"这个表面现象,而忽略了"沟通"本身的意义,所以医生被问得最多的问题就是"我孩子怎么还不说话?"只有构建好对人感兴趣、社会性互动、轮替、非语言沟通等能力,孩子才能学会沟通,与人对话,才有可能交朋友。

家长到底应该怎样与自闭症患儿相处和沟通呢?下面介绍常用的方法。

接受、接纳、包容、欣赏他们,给予其足够的尊重和耐心。他们和正常孩子一样，有衣、食、住、行、读书、玩耍、受尊重、被爱、不受歧视等要求和欲望。不要总想着去改变他们，要真正理解他们的特殊性，给他们信任和期待，努力改变自己去适应他们的节奏。与他们接触时，可以用肢体语言，比如拥抱、摸头、拍背，让他感受到家长的爱，孩子会逐渐理解亲情。

用平稳的语气主动与他说话，尽可能使用简短、简单的指示，并给他足够时间理解家长的意思，如果没有很快得到孩子的回应，就等一会儿。沟通时尽量使用直接明了清晰的语言进行表达。

可以使用声音、肢体语言、有触感的物体，或者孩子容易理解的图画、照片、符号或视频等非语言提示与孩子沟通。

有些自闭症患儿对声音、灯光、气味、触觉等特别敏感，所以要记住并避免这些感官的输入，尽量保持周围环境安静，可以缓解孩子的焦虑。

保持规律有条理的日常生活会让孩子有足够的安全感，有利于舒缓紧张的情绪。比如按照时间计划表规定孩子起床、吃饭、上学、午睡和治疗的时间。

有些自闭症患儿有超出正常儿童的技能和才华，关注孩子的这些优点，建立其自信心。发现孩子的兴趣点，并以此作为激励手段来激发和增强语言能力，比如孩子很喜欢玩具车，就可以使用玩具车作为一个互动工具，来提高孩子的语言表达能力。

58 自闭症是带养人的不称职造成的吗

临床医生在工作中会发现,首次就诊的孩子大多数在3岁以上,甚至有些已经八九岁了还未看过医生,其中大部分伴有智力发育落后,有的甚至连爸爸妈妈都不会叫。大部分家庭对自闭症缺乏认知,有的家长说我家孩子性格孤僻,不爱理人是心理问题,多陪他玩玩就好了;有的说孩子一岁前都挺好的,后来送给奶奶带,环境改变造成现在这样;更有的说是妈妈不尽责,不会教,自顾自玩儿手机造成的;更有甚者两代人在诊室,就出现问题的责任争执不休,丢下孩子自顾自离开。事实上,有一半以上的自闭症家庭承受着经济和心理的巨大压力,那么自闭症真的是带养人不称职造成的吗?

自闭症在20世纪30年代被发现,至今也有近100年了,发现早期全世界对自闭症的认识都是不足的。对自闭症的病因、干预、治疗等都在探索阶段。20世纪50年代美国心理学家、自闭症经典研究发起人贝特尔海姆提出了精神分析疗法,才有了美国风行的"冰箱母亲理论"。他认为孩子得了自闭症是妈妈不爱这个孩子,对孩子感情淡漠,妈妈像冰箱一样,所以精神分析疗法是让妈妈每天爱自己的孩子,拥抱他,陪伴他,安抚他,孩子会慢慢好起来。然而,很多自闭症患儿的妈妈由于承受不了孩子、家庭和社会舆论的压力而患上焦虑和抑郁症,甚至选择逃离或自杀。这一时期曾被称为自闭症家庭的黑暗中世纪。

20世纪70年代，科学研究已经将上述说法彻底推翻。近年来对自闭症的认识及治疗、干预方法已经有了很大进展。

自闭症是神经发育障碍性疾病，是孩子神经系统自身发育出现了问题，它与基因突变和遗传等因素有着很大的关系。如果把人脑比喻成是一台电脑，自闭症的孩子就好像是中央处理器和显示屏出了故障，导致信息可以被输入，但又不能进入内存，所以无法处理和显示。但是我们不能因为出现了问题就认为内存坏了，认为自闭症的孩子就是听不懂、学不会东西。如果这时我们放弃干预治疗，那么这个硬盘很容易出现失用性萎缩。这也就是说孩子是因为沟通和社交的问题而影响了认知和智力的发展，所以家长们要改变观念，正确认识自闭症，了解自闭症。孩子得了自闭症时要正确面对，积极干预、治疗，切不可因为不科学的理论而延误了孩子干预的黄金时期，造成孩子和家庭的终身痛苦和遗憾。

59 家长在日常如何帮助无语言能力的自闭症患儿

孩子除了哭闹时偶尔会冒出"爸爸，妈妈"的声音，其他时间都没有主动发声，更不能用说话来表达。孩子有需求、想要东西的时候，都是用不恰当的方式，或哭喊、拍打、或直接抢。这种"零口语零发声"的情况在自闭症患儿当中很常见，时间久了小朋友都不想跟他玩，他会有挫败感、情绪化，引发出破坏行为。要突破这个难题，我们先来了解一下孩子开口说话,要具备哪些"语前技能"?

首先,他要有"想开口说话"的意愿,有强烈想沟通的动机。其次,孩子生活的环境要有丰富的语言"原材料"输入,有足够的语言环境,来接受语言信号的刺激。再者,孩子要具有一定的注意力,能灵活运用目光接触,有一定的"共同关注力",还要有点模仿能力。另外,孩子发音的气息要够,口腔器官运用配合良好。最后,孩子大脑皮层语言中枢发育正常。这些能力都是孩子语言发展的奠基石。

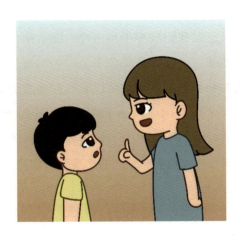

在知道了上述基本知识后,家长可对孩子从以下几方面进行加强练习。

(1)养育方式

家长要多创设孩子沟通的动机,把孩子喜欢的食品、玩具收拾一下,放在他能看到但不能取到的地方。在他有需求的时候不要立刻就满足他,要学会"等待几秒,延迟满足",

在孩子有动机时教他、帮助他,然后再满足他。

（2）用"恰当"的方式提要求

家长可以用眼神（用眼睛看向需要的东西）、手势（用手指一指他想要的）、图片（拿一个图片示意家长他想做什么）等方式向孩子提出要求。下面介绍几个小游戏。

"用手指一指"小游戏：比如当家长知道他想要玩具小汽车时，家长不要马上拿给他，要问孩子："你想要小汽车吗？"并拿起孩子的手教他去指小汽车，"哦，你指小汽车了，给你！"再把汽车递给他，说："去开小汽车吧！"当孩子经过训练学会了用手指他需要的东西了，家长要夸夸他："你很棒，会用手去指了！"然后马上拿给他。

"用眼睛看一看"小游戏：家长可以说："你想要小汽车吗？""看！它在这里！"引导孩子看向小汽车并说："给你小汽车。""嘀嘀，开车喽！"

"二选一"小游戏：如果孩子喜欢小汽车，就准备好小汽车，再加上另一个小玩具（平时他不是非常喜欢的）同时出示给他。家长说："你想要什么？指一下！""太棒了，你能指小汽车了，给你！""嘟嘟，汽车开走了！"就像这样，多创设有趣的、孩子愿意玩耍的小活动，让他用起来。

（3）家长要当"话痨"

家长要多说话，给孩子创造丰富的语言环境，放下对电子产品的依赖，坐到孩子对面跟他玩，让孩子有大量模仿学习说话的机会。要在生活中的每一个环节，语气温和、感情丰富地与孩子做游戏和对话。语言是靠模仿而来，靠应用而提升。

（4）食物不要太软太精细

让孩子自主进食，吃点有嚼劲儿的食品，会使他说话更清晰。

（5）常带孩子走出家门

让患儿多接触其他儿童，让他去大自然当中玩耍奔跑，释放自己！

60 如何引导自闭症患儿进行模仿

我们正常人大脑中有一种镜像神经元，这类神经元能将我们看到他人动作的模式和自己动作的模式联系起来。在镜像神经元的帮助下，我们在某种程度上经历着我们所看到的别人做的事情。模仿是婴幼儿学习语言、知识、动作的重要途径，更为重要的是，当孩子（或成人）看到他人的表情和情绪时，他们的镜像神经元就被激活了，从而可以感受到他人的感受，当他们模仿他人的表情时，他们事实上也在体会对方的情感，分享对方的内心感受。模仿能培养孩子设身处地体会他人感受、理解他人处境的能力，可以使模仿双方乐于分享并感受到积极的情感，帮助模仿者提高社交能力。

脑影像研究显示，虽然自闭症患儿的镜像神经元不如其他孩子活跃，但这些神经元并没有完全坏掉，即经过"醒脑开窍针刺疗法"和合适的训练,这个系统能重新激活并产生功能。

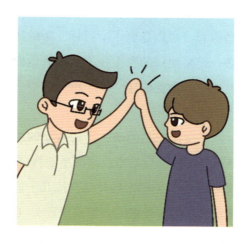

自闭症患儿较低的模仿动机和模仿能力可能是自闭症患儿在各方面发展滞后的主要原因。模仿是自闭症患儿需要学会的最重要的技能之一,因为模仿本身就是一种学习工具,并且模仿可以让孩子体会他人情感,提高社交能力。

怎样教会自闭症患儿进行模仿?

要激发自闭症患儿模仿的动机和改善孩子注意力(眼神对视能力),当自闭症患儿开始注意他人的举止,有人向他们示范过如何模仿他人,且他们发现模仿是有回报的时候,他们就会有更强的动机去模仿。

当孩子具备学习模仿的3个前提如眼神对视、注意力、安坐能力时,以下4个步骤可以帮助孩子进行模仿。

步骤1:模仿声音。首先家长要调整好自己的位置,和孩子面对面,然后模仿孩子的发声,包括元音和辅音,告诉孩子你听到的声音,并认为他的声音是重要而有意义的,然后等一等，期待孩子再次发出声音，然后再次模仿，互换模仿，创造"模仿游戏"。

通过模仿声音，可以达到3个目标，帮助孩子注意到他们自己的声音；提高他们的发生频率，促进他们有意识的发音和明确的发声；帮助他们建立一个巨大的声音库，启迪语言的产生。

步骤2：模仿操作物品的动作。用对立的（相同或相似的）玩具或有很多部件的玩具来快速简单地教孩子进行模仿。家长先简单准确模仿孩子操作玩具几遍或几十遍；然后家长添加新动作新玩法（附加夸张的表情或声音），观察或引导孩子模仿你的动作或玩法，孩子有模仿行为就要及时奖励他，模仿孩子的动作或要孩子模仿你的动作频次要基本相等。

步骤3：模仿手势、肢体或面部动作。挑出孩子最喜欢的练习过多次的童谣，选一个简单的动作（举手、拍手、双手合十、转手指），然后倡导应该做动作的时候停下来，引导孩子或帮助他做这个手势（随孩子进步，帮助逐渐减弱直至停止），无论孩子是在帮助下还是独立做出手势，都要唱完这首童谣，这就是强化物。让孩子继续体验活动带来的快乐，每次只教一个手势，孩子只要有粗略模仿动作就要鼓励。如儿歌，"如果感到幸福你就拍拍手……停顿（动作拍手）"。可以在一面大镜子前玩面部模仿游戏，如嘟嘴、吹气、弹嘴唇发出声音，并让这些模仿游戏变得非常有趣。

步骤4：模仿和拓展动作。当孩子能够轻松模仿一个由你示范的动作后，你可以扩展这个动作，增加一些新的变化，使模仿变得有趣、令人惊奇。例如，孩子模仿你把气球吹起来，这时你可以增加新的动作，如你把气球打向空中并让孩子模仿你的动作，熟练后也可以踩破刚吹好的气球。当孩子能进一步模仿时，要给孩子欢呼鼓掌，祝贺孩子的进步，可以让孩子随心所欲地再玩一会儿做奖励，以增强孩子模仿的动机。

61 日常生活中如何训练自闭症患儿的注意力和眼神对视

对正常婴幼儿而言，他们喜欢观察和倾听周围的人并与之互动。他们通过观察和模仿他人身体移动、肢体语言、面部表情和语言，不断了解世界，获得语言、社交能力和情感体验。

自闭症患儿由于脑发育障碍，他们更喜欢观察物品，而对与人互动兴趣较少，甚至无眼神对视，从而使自闭症患儿出现不同程度的社交、交流障碍和兴趣狭窄伴刻板样行为。

因此越早教会自闭症患儿眼神对视，让孩子更多地关注他人，孩子就越有机会观察和学习生活中的各种事物，取得更大的进步。如果你的孩子通过训练能够目不转睛地看着你和他人，你孩子的注意力就如同投射到他人身上的聚光灯，将给孩子更多学习行为、语言、情绪和社交的机会，那你正伴随着孩子走在成功康复的路上。

如何增强孩子对他人的注意力和眼神对视呢？

步骤1：搞清楚孩子注意力焦点所在。先花几天时间，观察孩子在日常活动中如玩具或其他物品游戏、社交游戏、吃饭、看书、照顾（洗澡、换尿片、穿衣、睡觉）、做家务，真正喜欢或偏好哪些物品和活动，列出清单（什么能让孩子高兴，什么能让他在暴躁时恢复平静，日常他观察或抓住了什么物品）；对极少数没有兴趣或爱好的儿童，家长可以创造诱导出孩子喜爱或感兴趣的活动，如用鸡毛掸子挠痒痒、吹泡泡、使用动物模具雕塑橡皮泥等。

步骤2：确定好孩子与你的最佳位置和孩子的社交舒适地带。首先，日常生活中无论你与孩子做任何活动或互动，都要确保与孩子处于面对面的位置，只有面对面，孩子才能看着我们，不断与我们有眼神交流，保证孩子能看清我们的脸、表情、说话的口形。其次，要搞清楚孩子的社交舒适地带。如你和孩子先保持一臂以内的距离为佳，观察孩子的反应，如果孩子明显转头而且目光离开你即眼神回避，那你应该后退一点。然后观察孩子的眼神反应，如果他很舒适地看着你，那就保持这一距离。有小部分孩子更加易变，前一分钟可能喜欢和你近距离接触，后一分钟立马变得不适，那你就可能要尝试调节不同的舒适距离。

步骤3：排除干扰。家长要注意观察家里的哪些环境因素会分散孩子的注意力，留意并控制分散孩子注意力的因素，找到一个解决一个，想办法把干扰降到最低。比如，玩游戏时关掉电视，把散乱的玩具分门别类地装在不同颜色的箱子里，尽可能单个人轮流与孩子互动（不要多人同时）。

步骤4：跟随孩子的引导以参与到孩子的活动中。家长要学会四大技巧，即倾听、解说、帮助、模仿。我们的口号是"孩子指到哪里,我就跟到哪里"。有时,孩子在玩耍时家长只需在一边观察他,积极倾听、微笑、点头、适当地解说,而无须参与进去,以免打断和转移孩子的注意力。有时,家长要尝试跟随孩子的注意力进入他当前的活动(不要改变他此时的活动),而且你表现得很积极,如积极评论、认同,加上声音效果,适时提供帮助和模仿他的动作,这样你的孩子会更加注意你。将孩子一个人的独奏,变成两个人的二重奏,如孩子拿着勺子敲打餐盘,你也可以拿另一个勺子在他面前有节奏地敲打,然后边敲边说:"砰、砰、砰。"这种模仿策略有助于吸引孩子的注意力,增强你作为社交伙伴的存在感。注意模仿时你应该拿第二个同样的物品,不要拿走孩子的物品,并且在孩子做完动作后,再轮到你来模仿,能做到相互模仿就更佳。

步骤5:登台扮演角色。

通过步骤1知道孩子的兴趣和喜欢的物品或活动,家长在日常生活中,就要根据孩子兴趣或喜欢的活动,有计划地针对性设计可以改善注意力和眼神对视的互动游戏或活动。如"躲猫猫游戏""小蚂蚁游戏(用小蚂蚁玩具在自己身上表演,边表演边说'爬呀爬,爬到肩膀上,再爬呀爬,爬到耳朵上,再爬到眼睛上')""荡秋千活动(活动中突然停下,孩子会看向你)"。

父母比其他人能够更自然地与孩子进行交谈和互动玩耍,延长自闭症患儿对他人注意力的时间,对他们成长非常重要。父母开心地与孩子一起互动玩耍也是一件非常有趣的事情,既增加了父母与孩子之间的互动,孩子也会在社交互动中感到快乐!

62 自闭症患儿家庭如何掌握延迟满足干预技能

家长要掌握延迟满足干预技能,先弄清楚什么是"延迟满足"。

弄清楚了"延迟满足"的概念,家长想教孩子新技能,增加孩子学习机会,就必须要掌握延迟满足干预技能,即当自闭症患儿有"生理和心理需求"时,不要立马满足,引导孩子表达需求后,如用动作、手指、眼神、发声或语言时展现出你期待的社交行为后才给予满足。

因此,当孩子用不良行为来沟通时,如哭闹、尖叫、发脾气,你不要单纯无视孩子的行为(虽然无结果,孩子的行为会消退——孩子会不再提要求),你应该通过示范或引导,提示孩子做出适当行为达到目标(伸手或用声音表达自己的要求——替代异常行为),期待孩子用适当的行为,达到他的目标,取得他想要的结果。

列一张孩子目前使用的沟通方式表清单,内容包括语言、发声和手势,当你提供一些孩子想要的东西时,想想他的沟通方式,明确向孩子展示,他想要的东西就在那,我们称为前提(A),但这时不要着急,直到孩子用你列出的沟通方式之一(B),表达了他想要这件东西,再把东西给他,等待行为 B 的出现,如果孩子需要帮助,就给他一点提示,一旦孩子进行了良好的沟通，就给他想要的结果（C），这个结果就是行为B的强化物。比如你把三明治切成六小块，用小托盘盛一小块，端到饥饿的孩子面前（A），孩子伸出手并发出"嗯嗯嗯"的声音（B），你把三明治递给他（C），从而能为孩子提供一个学习沟通的机会。

延迟满足法可用于纠正孩子的不良行为。

在纠正不良行为前，你要想好希望孩子出现的良好替代行为，替代行为要像不良行为一样让孩子"容易做到"，并且高效，可迅速带来同样的奖励（C）。比如，小明看见姐姐拿着牛奶（A），他尖叫用手去抢夺（B），最后牛奶抢到手（C）。为了纠正小明的尖叫、抢夺不良行为，家长要根据小明目前的能力，引导小明实施替代行为，如指着牛奶，做出"想喝""请"的肢体语言，发出声音，进行目光接触，或说出"请给我喝"，当小明在家长的引导下做出"请"的示意动作（将手伸向姐姐，再放到自己胸前），即替代行为，姐姐将牛奶递给小明（C）。多次训练后，小明的良好替代行为形成，尖叫、抢夺等不良行为得到纠正。

许多家长面对小明的尖叫、抢夺行为，会拒绝给小明想要的东西，想以此来帮助他不良行为。这会导致小明提要求的行为消退，使小明丧失学习的机会。这是错误的做法，正确的方法是引导用好的行为代替异常行为。

63 家长应学会的与自闭症患儿互动的游戏有哪些

自闭症患儿的核心障碍是社交障碍,玩游戏是社交互动的主要方式,是孩子探索世界、接受信息、学习和巩固技能的重要途径。社交互动能力提升了,对人的关注多了,语言和认知能力就发展了。所以,有目标地陪孩子玩游戏,对自闭症患儿的成长有重要意义。

为了让孩子在游戏中训练眼神互动,在游戏中家长需要语言生动、表情夸张、动作突然,营造氛围让孩子开心、快乐。下面推荐几个居家小游戏。

(1) 躲猫猫

家长和孩子面对面,用手遮住自己或孩子的脸,突然打开,说"喵",在露出脸的那一刻,家长要表情夸张,同时捕捉孩子眼神。这个游戏也可以帮助自闭症患儿把注意力集中在对方脸上,学习眼神对视。

(2) 扮鬼脸

家长对着孩子做一些奇怪的表情,比如吐舌头、拽耳朵、耸鼻子、扮小丑。可以吸引孩子关注家长的脸。

(3) 认识五官

与孩子面对面,让孩子指家长的鼻子、眼睛、嘴巴、耳朵；反过来，也可以让孩子发指令，家长来指孩子的。这样玩的次数多了，孩子就可以慢慢习惯看别人的脸了。

（4）击掌

当孩子表现良好时，家长可以蹲下来，眼神坚定地与孩子平视，并与孩子击掌，可以单手也可以双手。击掌可以在日常生活中随时随地进行，既可以鼓励孩子，也可以培养亲子关系。

（5）亲密动作

家长表情自然、温柔地跟孩子碰碰额头、贴贴脸蛋、顶顶鼻子等。这个游戏不仅可以让孩子感到温暖，同时也可以把孩子的注意力集中到家长脸上对孩子进行训练。

（6）拍手游戏

"你拍一，我拍一，一个小孩坐飞机……"与孩子面对面随着节奏唱歌谣、拍手进行互动。伴着歌谣，孩子会在游戏中放松，自然而然地看向家长。

（7）荡秋千

孩子坐在秋千上，家长站在孩子面前推秋千，偶尔停顿一下，观察孩子反应。这项游戏既能训练眼神，还能帮助孩子刺激前庭感受器。

（8）寻找宝藏

把孩子的玩具、绘本等放在一起，让孩子按指令找出来，并递给自己。

（9）小牛比武

父母陪孩子玩顶牛，有益于眼神训练。游戏中家长用夸张的语气鼓励孩子，假装被孩子打败，比如："哎哟！宝宝力气真大呀，爸爸都要顶不住了……"

（10）你比我猜

家长在孩子对面，用手形象比画出水果、动物、圆形、三角形等，让孩子猜是什么。

（11）萝卜蹲

家人围成一个圆圈玩萝卜蹲。大家每次都把目光集中在正在蹲的那颗"萝卜"上。这个游戏不但可以训练孩子眼神，还可以训练专注力和反应速度。

（12）一起来做木头人

"123，木头人，一不许动，二不许笑，三不许露出小白牙！"此游戏适用于眼神交流比较好的孩子，可延长目光对视时间。

（13）望远镜

用纸卷成两个纸芯用绳子系起来做成望远镜，家长可以直接从另一头窥视，跟孩子直接"大眼瞪小眼"。

（14）小孔成像

用一张白纸，在中间挖个洞，让孩子通过纸孔，把目光集中到家长的眼睛上。如果孩子眼神越来越好，家长与孩子进行训练时，可以适当把彼此间距离放远一点，培养孩子在远距离下，进行目光交流的能力。

（15）我是小明星

选个地方当作舞台，让孩子站在那里表演唱歌、跳舞、背诗、数数等，家人观赏并不时拍手喝彩点赞。

64 我家孩子是自闭症，我自己在家教他可以吗

在家庭或社区的自然环境中，妈妈或其他家庭成员干预自闭症孩子，是广泛接受又可行的。但是不主张"单打独斗"，只选择家庭干预这一种方式。自闭症是比较复杂的精神障碍性疾病，需要系统治疗，所以家长要"资源整合"。我们要善于寻求医疗资源、教育资源、社会资源。6岁前是自闭症患儿干预的"窗口期"，在有限的时间内，让孩子接受有效的综合干预才是正确的选择。

怎样寻求医疗资源呢？要找能够对自闭症患儿施行"一站式服务"的专科医院或综合医院。孩子在那里能够接受系统治疗，包括中西医结合、物理仪器、针灸推拿、心理康复、家长培训等多学科融合式治疗。

怎样寻求教育资源呢？家长要找到权威机构，接受自闭症患儿家庭化干预的系统培训。接受特教专业人员的线上线下指导。培训内容：自闭症患儿出现各种情况的理解识别；学会一些基本的干预方法，比如孩子常见行为问题的ABA行为分析干预方法、管理孩子的问题行为方法、游戏技巧、早期介入的丹佛干预模式等。孩子康复要寻找能开展儿童言语治疗、作业治疗、感觉统合训练的正规康复机构。孩子能够入园时，寻找小班制的幼儿园，允许家长陪伴，并逐渐延长每天在园时间。

怎样去寻求社会资源呢？咨询当地民政部门、残疾人联合会、爱心基金会、心理咨询服务等，了解其能给予自闭症家庭哪些政策支持和治疗上的帮助。加入社会互助团体，接受亲属团、志愿者服务机构等善意扶持。这些资源都会为孩子康复起到很大作用。但要提醒家长，要识别"乘人之危"的不良商业行为。

最后想跟家长说的是，自闭症患儿的康复要沿着儿童发展轨迹，遵循孩子发育规律一步一步地实施。比如训练沟通技能，孩子要先学会眼神注视→有注意力→会用手去指→学会简单的肢体表达动作→有共同关注等，有了这些语言基础，再向言语表达发展。训练社交技能，要从亲子依恋→亲子关系→小伙伴之间的关系逐渐进行。无论是在专业机构学习还是家庭干预，不能要求孩子"一口吃个胖子"。俗话说"只要功夫深，铁杵磨成针"，家长要和医疗、教育机构积极配合，在家庭中的自然环境下干预，促进孩子在专业机构获得技能的应用、泛化，让孩子能获得更多的生活技能，更好地融入社会。

65 如何利用自闭症患儿的视觉优势进行干预训练

儿童自闭症患儿虽然存在广泛的发育障碍，但在视觉方面存在一定优势，主要指视觉搜索能力和视觉空间加工能力（视觉辨别学习和分类能力）优于普通儿童，视觉功能比较发达，更容易理解所看到的，而不是所听到的。大多数自闭症患儿都是视觉学习者，视觉学习能力远胜于听觉学习能力。然而，对自闭症患儿来说，教育和社交互动大部分是通过口语沟通的方式进行，造成了更多沟通问题和学习理解的困难。所以，家长和教师应当充分利用自闭症患儿的视觉优势安排教育环境和训练程序，增进患儿对训练干预内容的理解和服从，全面改善患儿在语音、交流、感知觉及运动等方面的缺陷。

如何，利用自闭症患儿的视觉优势进行干预训练呢？

首先，家长和教师要根据不同的训练内容安排训练干预场所或布置家庭场景，摆放与训练相关的易拉宝、图片、照片、玩具、模型和训练用的真实物品。

其次，家长和教师在教学方法上要频繁运用夸张的表情、身体姿势，以及标签、图表、模型、食物、文字、动画片、视频等，充分利用自闭症患儿的视觉优势，增进患儿对训练内容的理解和掌握，加强绘画练习、拼图练习、积木练习。

日常生活中，家长如何利用自闭症患儿的视觉优势帮助到孩子？

家长可以利用视觉优势培养自闭症患儿的兴趣，如加长孩子的绘画时间，培养孩子的绘画兴趣，参加美术绘画班，甚至通过发现孩子视觉优势在某一方面的特长，决定孩子未来的职业选择。

用简单图画形式安排一天的时间，让孩子明白一天内的活动安排及变更，提示学习活动的先后次序及时间，减少自闭症患儿因为不确定性而产生焦虑、抗拒等情绪，甚至出现问题行为。

摆放居家大挂历：在大挂历适当的地方画图写字，便于孩子理解一周或一个月内的时间安排。

应用程序表：很多家长都有这样的认知，自闭症患儿非常难教，普通孩子教一次就会，自闭症患儿反反复复还教不会，他们总是做了这步忘了下步，或顺序完全颠倒，导致事情无法完成。家长可以用程序表做一些提示。例如，孩子记不住上厕所的顺序，我们就可以在显要的位置贴出一套如厕顺序卡片。程序表图可以把要完成的复杂工序，用图像形式展示出来，加强孩子理解，减少家长对孩子的协助及提高孩子的主动性。

使用选择板：做孩子活动内容的选择板，比如在选择板上写出读书、玩积木、画画、吃零食、看动画片及室外活动等让孩子选择。

尝试沟通标志及沟通簿：孩子上课或吃饭时总是不能安坐，家长可以尝试使用沟通卡片的方法，把一张表示"坐好"的图片贴在孩子的桌子上，每当他要开始乱动时，就指一指图片作为提示。类似其他沟通内容，也可以通过图片形式加以提醒，比如"举手回答""别说话""排队""等一会儿"等。家长应该谨记，沟通是双向的，在运用工具和孩子沟通时，应该以互动为主，帮助孩子增强理解力，提高沟通主动性及回应的意愿，而不仅仅只是为了完成当下的某一项任务。

66 自闭症患儿不宜吃哪些东西

自闭症孩子一般不宜食用巧克力、咖啡、奶茶等对脑神经有兴奋作用的食物，也不能喝碳酸饮料，比如可乐等。这些饮料会刺激肠道，加重自闭症患儿的兴奋和情绪急躁问题。

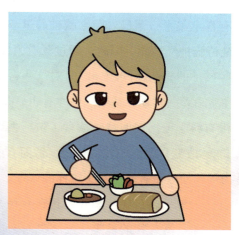

最近美国儿科学院发表了一项研究，发现自闭症患儿在婴儿期存在喂养问题。例如，与普通婴儿相比，患儿开始吃固体食物的时间常常较晚，1岁时自闭症患儿还被描述为"难以喂养"和"非常挑食"；在婴幼儿期，自闭症患儿的饮食较单一，较多的自闭症患儿存在挑食和饮食特殊。有研究发现挑食的自闭症患儿有可能缺乏某种营养素。

家长应尽可能地帮助孩子接受丰富多样的食物，如果不是对某种饮食过敏，应尽可能多地尝试各类食物，当然生长周期短、催长的鸡肉、鱼、虾等，要避免食用。

有些自闭症患儿常会有胃肠道方面的问题，如腹痛、腹泻、排气和便秘等，孩子存在语言沟通困难，不能告知其腹部不适。家长要注意观察，若出现孩子行为的突然改变，过度哭闹或呻吟不止，出现自伤行为，抚摸自己胃部，或其他非言语行为表现，请及时带孩子去看医生。

有部分自闭症患儿有严重的胃肠道问题，可能存在胃肠道菌群失调。有研究发现，自闭症患儿肠道微生态紊乱与自闭症的症状有肯定关系，菌群－肠－脑轴通过双向制约，肠道菌群参与维持脑神经功能。因此，通过肠道菌群调控治疗，可以改善这些孩子的胃肠道问题，同时对这些自闭症患儿的刻板行为、注意力差、多动、情绪焦虑亦有明显改善。

当前，没有科学证据表明特殊饮食（包括去麸质和酪蛋白的食疗），能够改变自闭症患儿的行为，然而有些父母会道听途说，认为孩子疗效显著是受益于这样的饮食。

建议饮食较为单一的自闭症患儿家长在有经验的营养师帮助下，逐渐增加丰富食物的种类，与之同时，可以让孩子有计划地摄入天然食品,如富含 ω-3 脂肪酸的深海鱼(鳕鱼、沙丁鱼、三文鱼、比目鱼),补充 B 族维生素、维生素 A 和维生素 D。

67 治疗自闭症,家长应该如何配合

自闭症是多原因引起的广泛脑发育障碍性疾病,以社交交流障碍及兴趣狭窄和刻板样动作为主要临床表现,是世界上公认的最难治疗的儿童发育障碍性疾病。如果没有早期在专业康复医院进行规范化、系统化、正规化治疗,有许多中重度自闭症患者甚至终身无法生活自理。

一旦孩子得了自闭症,家长应该怎么样配合呢?

首先,孩子一旦确诊自闭症,家长应立即带孩子到自闭症专科医院进行干预治疗和训练,年龄越小,治疗效果越好。2～5 周岁是黄金治疗时间,5～8 周岁要比 8 周岁后效果好。原因就是年龄小,孩子大脑发育可塑空间大,治疗效果就好,3 周岁时,大脑发育至成人大脑的 80%;6 周岁时,孩子大脑发育至成人大脑的 95%;8 周岁后基本上和成人大脑发育情况差不多,8 周岁后再进行治疗,有很多案例显示效果会大打折扣。所以,早发现、早诊断、早治疗对于后期干预很关键。

其次,家长应积极配合专业康复医院的治疗方案。早期应以改善脑神经功能治疗为主,训练为辅,治疗训练同步进行,争取在早期治疗和训练时间越长越好。因为大脑神经功能的改善是一个非常缓慢和艰难的过程,神经突触的恢复和

有效神经功能环路的建立需要几个月到十几个月的时间，家长要有进行较长时间治疗和康复训练的思想准备。

大脑是语言、社交、行为的司令部，自闭症是脑发育障碍引起的。因此，针对病因，修复脑发育障碍，促进脑功能改善，是治疗自闭症的关键。脑功能改善了，自闭症的症状才容易通过康复训练逐渐得到改善。

目前改善脑功能比较好的治疗方法是石学敏院士的"醒脑开窍孤独症针刺疗法"及依次进行的经络调控、穴位埋线等治疗，通过经络穴位疏导调控，促进脑神经环路的改善和建立，从而大幅度地改善自闭症的症状。

另外各种物理仪器治疗可以作为辅助起到一定的作用，有的还可以辅助肠道菌群的调控治疗。

在治疗的同时，应积极地进行与国际接轨的ABA及DTT（回合式操作教学法）康复训练，让脑功能得以恢复。治疗与训练同步，互相促进。

最后，需要强调的是，自闭症的一些典型症状可能会伴随部分患儿终生，部分患儿的症状还会随着年龄的增大，在进入青春期或成年后出现变化或加重，家长也要做好功课，向专业的训练老师学习，学会家庭干预的方法，在孩子日常生活中，进行大量的家庭干预训练，尤其是社交训练，作为专科医院治疗和训练的补充。家庭干预训练是一个漫长的过程，不可操之过急，家长要有耐心，做好充分心理准备。

68 怎样提高自闭症患儿恢复期的生活和学习能力

提高自闭症患儿恢复期的生活和学习能力，上幼儿园，适应集体活动，提高生活质量是家长期望的。那么，自闭症患儿尤其是2～6岁的孩子后期生活和学习能力该怎样提高呢？

家长要重点培养孩子食、衣、住、行能力，根据孩子的不同特点制定教学计划和实施目的。建议家长们从五个方面做学习计划。

（1）实境实物教育

自闭症患儿的学习靠经验累计。他们对没有听过、没有看过的东西不知道如何处理，要耐心地告诉他们这是一个苹果等。图片、电视等可辅助教学。

（2）分类命名，一对一概念

加强孩子的认知、理解和语言表达能力是非常关键的环节，孩子需要明白物品的规定名称。家长需要反复提醒、耐心辅导。

（3）物品功能、关系概念

要让孩子知道什么东西具有什么功能，需要怎么用。如果把牙刷当筷子用来吃饭，是对物品功能的混淆。

（4）注意力集中，听指令行事

自闭症患儿的特点是对感兴趣的事物注意力非常集中，对不感兴趣的事物没有任何注意力，且听指令性差。所以，不要让孩子养成饭来张口等不良习惯，尤其是在日常生活中引导孩子自己料理，听指令行事。

（5）建立正常的生活作息及空间安排

此法是为了让孩子尽早适应学校规则，帮助他们养成规划时间的能力，建立规律作息时间表。

总之，为了让孩子尽早具备生活能力和提高学习技能，要尽早根据孩子特点辅导，使其早些回到正常成长轨道。

69 孩子治疗好转上幼儿园了，还需要家庭干预吗

自闭症患儿通过治疗好转，已经上幼儿园了，还是需要家庭干预的。

自闭症的孩子大都表现为社会交往障碍、语言交流障碍、兴趣狭窄和行为刻板，还有70%的共患病症状。轻度或部分中度患儿经过完善的治疗干预是可以上幼儿园的。但是孩子对规则意识和理解反应及幼儿园的纪律性的认识提高到什么程度，是否已经具备适应幼儿园的学习、生活、纪律的能力，还是未知数。所以，即使自闭症患儿上了幼儿园，家长也要关注如下几个方面的情况：①孩子是否已经具备幼儿园的

规则意识能力。②孩子是否已经具备幼儿园语言沟通能力。③孩子是否已经具备分享互动能力。④孩子是否已经具备注意集中能力。⑤孩子是否已经具备共同关注的能力。⑥孩子是否具备呼名反应的能力。⑦孩子是否具备一定的模仿能力。

孩子上了幼儿园，需要坐得住，能聆听，会对话，有提问，打招呼，会求助，懂请求，知安危，懂合作，会分享……如果孩子还不完全具备以上技能，强行融合，往往会出现被冷落、被排挤、不适应等情况，对孩子的身心发展反而更加不利。

综上所述，即使自闭症患儿已经好转，各个方面有很大提高，已经上了幼儿园，家庭持续干预也是必需的。这样才能让宝宝更加健康快乐，茁壮成长。

70 为什么孩子1岁时会说话，越长大反而语言能力倒退了

很多家长反映，自家的孩子1岁左右的时候会叫爸爸、妈妈、奶奶、爷爷，也会说"拜拜"、学小猫叫"喵喵"、小狗叫"汪汪"，也很活泼，现在怎么越来越不爱说话了，喊他也不应，对什么都不感兴趣，脾气越来越大，咬人，打人，摔东西……这是怎么回事啊？孩子的语言能力怎么还倒退呢？

其实，患有自闭症的孩子并非一出生就有明显症状，而是随着成长慢慢表现出明显症状，多数在18～24个月龄出现明显症状。好多自闭症患儿在婴幼儿早期的表现与正常婴

幼儿并无明显差异。比如宝宝很小在的时候没有回应行为,难以判断原因。正常情况下1岁左右的孩子可以说出"爸爸""妈妈""拜拜"等简短词语。但是1岁多以后,越来越不说话,要什么只会用手指,或者拉家长的手去取,这是自闭症凸显的表现,尤其在1岁半到3岁表现特别明显。

按照国际诊断标准,自闭症大体上分为八种类型,每个自闭症患儿的症状表现是不一样的。有的宝宝在幼儿期会用简单词语,有的没有一点语言能力,智商也与同龄孩子没有明显差别,总体上的行为阻碍了早期发现问题。

所以,家长要早发现、早干预,才能让宝宝回到正常成长的轨道,成为一个快乐、健康、幸福的宝贝!

71 4岁多的自闭症患儿还没有语言能力,我该怎么办

大脑语言中枢发育差,是自闭症患儿语言交流障碍的重要因素。自闭症患儿注意力不集中,不会模仿,不关注他人,存在社交障碍,进一步减少了沟通交流机会,导致语言发育更加缓慢。有很多家长会问:我的孩子是自闭症,4岁多了还没有语言能力,我该怎么办?

一方面,尽快前往专科医院就诊。首先改善大脑语言中枢的功能障碍,按重要程度依次为:①中医治疗,尤其是石学敏院士的"醒脑开窍孤独症针刺疗法"及相应的穴位埋线治疗,选择偏重改善语言的穴位如哑门、四神聪、心俞、神门等,促进语言中枢功能的改善,建立神经突触及有效神经

环路，恢复语言功能。②物理仪器治疗，如经颅磁刺激、听筒训练。③药物治疗。

另一方面，家庭干预训练不可替代。父母与孩子朝夕相处，是提供语言学习机会最多的一方。对几乎没有语言能力的孩子，家长要从以下内容进行干预训练。

首先，训练孩子理解语言的能力。

步骤一：明确孩子渴望拥有的食物、玩具或活动等，将其作为有力强化物，并确保孩子能对强化物有反应并执行指令。

步骤二：期待孩子对指令做出回应，如果没有回应，家长跟进指令，迅速引导孩子完成活动，确保孩子做出回应，给出强化物。

步骤三：少给指示，增加跟进。如果不确定孩子能否独自完成指示，就不要给指示，应增加跟进帮助，帮孩子明白语言意思。

步骤四：帮孩子理解新词语和指示。准备好强化物，给孩子指示并帮助其完成，及时给予强化物。需要多步骤完成的技能，采用逆向连锁训练法，可以先帮助完成最后一步，再过渡到完成到倒数第二步，再完成倒数第三步。

其次，训练孩子表达语言的能力。

步骤一：帮助孩子建立声音库。

和孩子面对面，把孩子的发声当词语，模仿重复孩子的发声，并停顿，引导孩子再次发声；若孩子再次发声，则家长再次模仿，仿佛在进行对话。若孩子不发声，就耐心等待他发声，孩子会乐于被模仿，逐渐增加不同声音的数量，形成孩子引领、家长模仿的轮流发声对话。家长要记录互动发出的声音。

步骤二：家长引领孩子模仿回应发声。

家长发出上述步骤记录的互动声音，引导孩子模仿回应，进行轮流发声游戏——迷你对话。待孩子熟练模仿后，家长可引领孩子模仿新的声音。

小技巧：可借助迷你话筒等玩具进行轮流发声的游戏，孩子参与度会更高。

步骤三：增加孩子倾听和回应他人声音的机会。

通过有趣味、有节奏的活动或歌曲，增加孩子听到非言语声音种类（动物叫声、火车声、汽车声）和次数，观察并鼓励孩子模仿发声。

步骤四：密切关注孩子的注意力和活动，进行大量的应景性旁白。

"穿透"孩子的注意力，对孩子看到的事情、经历的事情进行旁白（解说），旁白词语应比孩子的语言复杂一点，2～3个字为佳。

步骤五：在示意动作中加入声音。

家长先示范示意动作，孩子再进行模仿，学会示意动作后，再加入步骤二的互动声音。如此，孩子更容易学会示意动作加声音，比如做挥手动作时，说"拜拜"。

总之，语言建立在示意动作、模仿、共享性之上。用简化语言多与孩子沟通，家长示范、发声，孩子模仿。这便是孩子学习功能性语言的途径。

72. 我的孩子11岁了，可以上学，不会社交怎么办

据研究发现，杏仁核、小脑及额叶与其他脑部位联络纤维减少与自闭症社交障碍密切相关。自闭症的核心症状是社交障碍，改善和提高社交能力是一个漫长的过程，家长需要耐心并持之以恒地帮助孩子。

能上学但有社交困难的大龄自闭症患儿，建议利用假期时间改善脑功能，只有大脑社交关联中枢功能改善了，社交能力才能通过训练逐步提高。

专科医院可以选用针对改善社交的穴位，采用石学敏院士"醒脑开窍孤独症针刺疗法"及穴位埋线经络疏导治疗，促进大脑神经突触和有效神经环路的建立，改善脑功能障碍，从而改善社交能力。

在专科医院治疗的基础上，家长应着重通过改善社交能力的相关训练和教育，帮助孩子改善社交能力。

心灵解读能力指人们理解自己和他人的愿望、意图等心理状态，并对此做出解释和预判的能力。大脑发育障碍会导致心灵解读能力缺损。自闭症患儿难以理解他人的内心想法，缺

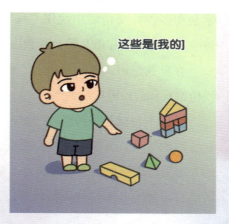

乏推测他人愿望、意图和情感的能力，总是以自我为中心，不能站在他人的立场考虑问题，对他人的呼唤或社交请求缺乏反应，直接影响社会交往，出现社交障碍。

自闭症患儿存在自我意识缺乏，尤其是心理自我发展迟滞，不能区分自己和他人的心理和情绪，很少或几乎不使用"我"，缺乏复杂的自我概念，缺乏对自己的性格、价值观的认识，对自己行为的调控和管理能力差，缺乏自我反省能力。因此，自闭症患儿社交能力的提高需要从基础的自我意识训练开始。

自我意识训练是一个渐进过程。先从区分自己身体和他人身体部位、自己和他人的物品、自己和他人的父母社会关系开始，逐步训练儿童理解自己的行为和动作可以改变物品和他人的状态，理解自我行为，再逐渐过渡到心理自我的训练，学会使用"我"来指示自己，训练表达自己的愿望，会使用"我要……""我想要……""我有……""他有……"，训练儿童对他人关注，再逐步过渡到学习辨认别人的表情，体验情绪，促进学会理解"我在做什么？""他在做什么？"学会在多种社交情境中使用"我"来表达自我，认识自我，进一步强化自闭症患儿的自我意识。

在自我意识训练的基础上，根据孩子的能力，平时多做模仿游戏和假扮游戏的训练。

模仿本身就是一种学习工具。模仿可以增强儿童体会他人情感的能力，分享对方内心感受，培养孩子设身处地体会他人感受、理解他人处境的能力，帮助模仿者提高社交能力。训练自闭症患儿模仿他人各种表情、情绪下的声音、音调能力尤其重要。

假扮游戏也是发展社交技能的重要工具，有助于形成孩子与他人分享经历、共同注意和模仿的技能。通过假装体验他人所体验的事情，了解别人的感受和想法，形成同理心，帮助自闭症患儿理解社会期望和社会角色，最终，帮助他们学习社交事件中的"规则"。其中，拟人游戏更为重要，当然另外两种假扮游戏，如象征性替换（把一种物品当其他物品使用）和发展象征性结合，也有助于帮助自闭症患儿发展朋友伙伴关系，使他们容易参与到同龄正常孩子的互动游戏中。

根据孩子的认知发展水平，可以教孩子听懂或会说"讽刺语言、内化语言，多带孩子参加各种社交场合，为孩子提供社交机会，并在合适时机，当场指导帮助孩子如何社交。

当然有条件有能力的孩子可以参加话剧班、表演班，对提高社交能力也会很有价值。

73 家长如何做好自然情景教学

自然情景教学（NET）指把训练任务植入日常生活，如起床、洗脸、吃饭、刷牙、游戏等，对教学环境没有规则和规定，不像桌面教学，孩子必须坐在课桌旁。虽然在自然情景教学中孩子是主体，但家长在开展教学前，要做好教学教案，像学校老师上课前备课一样。在自然情景中，结合孩子的动机和兴趣，根据自家孩子特点和主要缺陷问题，把教学干预目标，如眼神对视、共同注意、互动社交、语言提高，融入日常活动和游戏情境中，持之以恒，会让自闭症患儿在各方面会有很大的提高，语言训练效果显著。家长对自闭症患儿情景进行自然教学时要注意的重点有哪些呢？

干预教学的家长要和孩子建立良好关系，让孩子更喜欢和你在一起。自然情景教学的首要原则是快乐，以孩子为主体，选择以孩子最感兴趣和最喜欢的活动、游戏为最佳教学情景。此时孩子自发学习和参与动机最强，干预效果也最佳。如果没有观察到孩子感兴趣或喜欢的物品或活动时，可以尝试一些游戏（荡秋千、玩飞机、盖房子、玩沙具），也可以跟随孩子进行互动，甚至可以利用孩子的刻板兴趣，让其参与游戏。

家长实施自然情景教学前应精心设计教案，设置教学目标（改善语言，提高社交能力，执行指令），设置游戏类型、游戏情景，如轮流游戏（抛球、吃薯片），练习听指令或表达"轮到我了""该你了""扔给我"等；互动游戏如荡秋千时，突然中途停经，让孩子说"推我""再高点"等。在游戏互动和活动中，可以中断游戏，等待孩子主动沟通后再继续游戏，这时需要回应他们任何的目光接触、手势、身体姿势变换、面部表情、声音、语言、非语言沟通，让孩子知道任何一个沟通信号都是有意义的。

家长需要反复预演，在实施自然情景教学过程中，不断精进，改进完善游戏方法，设置一些新的惊奇场景，让孩子的活动总是充满乐趣和兴趣。这样才能在自然情景教学中更好植入干预内容，从而达到游戏活动和任务随时无缝转接，取得较好的干预效果。

如果在自然情景教学中植入的任务是孩子不会的，就需要家长辅导,如示范、手把手、语言提示等,确保孩子能够做到。如玩飞机游戏,先拿模型飞机模仿飞机在天上飞,接着拿纸飞机往天上飞,最后让电动飞机在天上飞。家长问孩子:"天上有什么在飞?"孩子很容易回答:"飞机。"然后你又问:"还有什么会在天上飞?"孩子答不出,可以提供仿说"鸟",随即可以向孩子展示鸟的模型,也可以在天上找真正在飞的鸟。

举个案例,南京某儿童医院曾收治一名自闭症患儿,名叫小丽(化名),5岁。孩子第一次就诊时仅会说10个左右的单音节字,如车、果、要、水等,无眼神对视,不理人,经常尖叫。首次住院期间,家长在医生的指导下,学会了自然情景干预训练,随后6个月中,无论是在院治疗还是在家训练,家长每天进行自然情景教学,每天和孩子有上千次的情景互动,玩十几种游戏,如荡秋千、汽车装沙子、吹泡泡、抛气球等。经过3个疗程(9个月)的系统综合治疗和自然情景教学,孩子可以对答、背儿歌,主动社交活动,基本能够正常参与幼儿园的活动。

自闭症患儿家长每天坚持进行自然情景教学是专业治疗和训练的有力补充,家长要耐心学习,根据孩子的兴趣和缺陷,不断精进教案,进行个性化设计,将教学干预内容不留痕迹地在游戏中完成,干预效果会非常好。

74 为什么自闭症患儿必须学习假扮游戏

大脑额叶对抽象思维起重要作用。自闭症患儿大脑额叶功能发育差,不能很好地与大脑其他部位连接起来。所以,多数自闭症患儿不会自然地玩假扮游戏(想象游戏),他们需要别人带着玩假扮游戏。

自闭症患儿为什么必须学习假扮游戏呢?

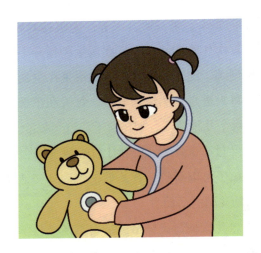

假扮游戏能提高自闭症患儿的思考能力、语言表达能力和社交能力,有助于提高孩子与他人共同注意和模仿技能等能力,不仅提供了使用和练习语言的环境,更为重要的是锻炼假扮游戏技能,增加患儿对社交世界的了解,通过假装体验他人所体验的事情,了解别人的感受和想法,形成同理心,帮助患儿了解社会期望和角色,最终帮助他们学习社交中的

规则。

假扮游戏一般分为3类。第一类"拟人游戏",如假装洋娃娃、物品有生命,能梳头、拿杯子、穿衣服、喝水、吃饭等。第二类"象征性替换",把一件物品当其他物品使用,如把一个纸盒当作一个汽车,一个圆形积木当作一个水桶,在空中挥舞积木,假想直升机在飞,最后可以发展成用隐形物品替代。第三类"发展象征性结合",结合几种不同的假扮游戏来创造更多、更复杂的情景,假装杯子里有水,用笔(勺子)搅一搅,假装倒进一个瓶盖(杯子),然后喝一口,发出喝水的声音。

综上所述,总结一下假扮游戏的3个功能。

(1)提高患儿的思维能力、语言表达能力和社交能力。

(2)有助于发展朋友伙伴关系,帮助患儿与同龄人玩相同的游戏,并作为合格的玩伴参与其中。

(3)可以帮助患儿适应生活中真实情景事件的能力,使自闭症患儿渐渐不再怕某些刺激或某个事件,如剃头。

家长陪患儿用洋娃娃练习参加生日派对、看医生、剃头等日常活动,这样孩子能学习常规的社会生活脚本。自闭症患儿会从模仿中学会这些。所以,学习假扮游戏非常重要,对提高患儿思考能力、语言能力、感知真实生活有非常大的帮助。

治疗篇

75 自闭症能否治愈

这可能是每一个自闭症患儿的家长都关注的问题,也是许多医生经常解答的问题,那么自闭症能否治愈呢?

全球范围内,自闭症患病率在1%左右,而且有逐年上升趋势。在大众认识中,尤其在家长看来,一个孩子被诊断为自闭症就意味着可能连生活自理都困难,更不要说上学、工作、成家立业。现在,在临床医生、教育学家、心理学家的共同努力下,自闭症患儿的预后已有显著改善。

近20年来,医学研究对自闭症有了更进一步的认识。自闭症患者有不同程度的社会交往和沟通障碍。这里强调的不同程度,有别于过去简单认为自闭症是一种严重疾病的观点。自闭症有轻度、中度、重度之分。就目前临床诊断情况看,轻度自闭症诊断比例越来越高。轻度自闭症是在智力和语言方面基本正常,但是社会交往和沟通交流有障碍;中、重度自闭症是在语言交流、社会交往及智力发育方面有更明显、更严重的障碍。自闭症患儿会有狭隘的兴趣或者重复刻板的行为,兴趣狭窄主要是对人不感兴趣。另外,多数患儿有感觉或者知觉方面异常。我们发现多数自闭症患儿都有自己独特的优势或者强项，这一点很多家长也是很清楚的，常有家长跟我说我的孩子很聪明，搭建乐高积木谁也比不过；也有家长说孩子记忆力特别好，圆周率可以背到近一千位。的确，他们的机械记忆或者在他们感兴趣的领域里，可能会达到比同龄儿童还要高的水平，尤其是在轻度自闭症孩子当中，这种现象就更加明显。

马库斯自闭症中心的国际知名教授阿米·克林在2019欧洲自闭症论坛上提出，在未来的十年，儿童自闭症的预后将发生显著的改善。为什么今天我们会说自闭症患儿的预后会发生显著改善，而不再是像过去认为的只要诊断自闭症就会致残？那是因为临床医生、教育学家、心理学家通过研究和努力，已经逐步建立了有效的、具备循证依据的干预方法——三位一体综合脑康复治疗体系，包括西医、中医、个性化康复训练及心理社会干预。前两者是功能提升，后两者是能力提升。大量的临床数据显示，经过三位一体综合脑康复治疗，孩子总体发育程度得到极大提升，大多数患儿可以恢复生活能力，更好地融入社会。

76 自闭症治好了还会复发吗

自闭症虽然是世界上医学界公认的最难治疗的精神障碍性疾病，但对于轻度自闭症患儿，如果早期在专业康复医院进行系统的规范化治疗，加上持之以恒、坚持不懈的家庭干预训练，有许多患儿是可以基本康复的，也不会复发。

中度到重症自闭症患者，经过长期系统的治疗和康复训练，症状得到很大改善。但其中也有一些自闭症患者到了青春期，有些症状可能会出现复发或加重；有的出现情感障碍加重；有的自言自语自笑加重；有的脾气变大，易激惹，易怒，多动加重，自控力不好；有的会出现新的症状，甚至出现抑郁、躁狂等精神症状。如果出现新的症状，建议到专业医院就诊治疗。

77 如何纠正自闭症患儿的刻板行为

最令家长无法忍受的是患儿重复刻板行为，这种怪异的刻板行为，却是自闭症患儿的核心症状之一，主要表现为孩子重复做一种无意义的动作，比如转圈圈、摇手、转手、按按钮、开关门等，从轻微动作到大幅度强烈动作，形式多样。若制止，孩子会哭闹、大发脾气。不同的自闭症患儿表现不同，但共同特点是狭隘、重复、刻板、仪式样。重复刻板行为分为三类：一是身体动作的重复和刻板，比如经常看自己的手，斜视，无意义地摇手或拍头，摇晃身体，原地转圈、跑圈等。二是对物体施加重复、刻板和仪式行为，比如反复开关门、窗和灯，开关水龙头，把积木或者其他东西堆高、摆直线等。三是重复学习行为和强迫性思维，比如喜欢研究地图、历史人物、公共汽车线路等。自闭症患儿的刻板行为会随着年龄的变化而变化，而且会维持相当长一段时间，占据了孩子太多时间和精力，影响了孩子社会交往和其他技能的学习，所以纠正刻板行为是自闭症干预的一个重点内容。

那么什么情况下的刻板行为需要干预，如何纠正呢？

刻板行为是调节感官刺激、表达焦虑的方式，是神经抑制功能和认知功能受损的表现。因为自闭症患儿认知有限，有感知觉障碍，当身处有过多刺激的环境时，会通过重复动作缓解焦虑和恐慌。是否需要干预要根据孩子所处的成长阶段、学习阶段、现阶段的干预重点等来考量，看这些行为是否阻碍了学习，是否伤害到自己，是否影响到别人，是否有破坏性，是否是目前最迫切需要解决的问题。如果阻止是否会引起患儿的痛苦。如果上述其中两点是肯定的，则需要干预。

家长要怎么做呢？下面介绍几种常用的方法。

（1）尽量不让孩子独处，让他们有事可做

在不超负荷的情况下，将孩子时间安排得充实一些，减少无事可做的时间，使他们不会因无聊而去做刻板动作，而且适当密集地做事，也能锻炼孩子的能力。

（2）打断，重新引导

当发现孩子在做刻板重复行为时，家长要轻柔打断，之后再引导孩子，找到替代行为，并在孩子做替代行为时进行鼓励和强化。比如教孩子把原本乱动的手放背后，或两手握住；也可以把玩具或零食等放到孩子手里，转移其注意力；

也可以带他读绘本、画画、唱歌或做游戏。

（3）加强运动，积极参加体育锻炼

运动可以替代刻板动作，释放能量，消除不良情绪，逐步提升自我控制的能力。

（4）使用药物控制

当孩子的刻板行为严重影响到日常生活或学习时，或对周围环境造成负面影响，用其他方式无法控制时，可在医生的指导下使用抗焦虑、抗强迫药物。

78 自闭症患儿共患病如何治

自闭症患儿的主要症状有社交与交流障碍、狭窄兴趣、刻板与重复行为及感知觉障碍。2/3以上的患儿会伴有一些卫星症状。如表现在精神上，以智力发育障碍、焦虑、恐怖障碍、注意缺陷多动障碍、抽动症常见；表现在躯体上，以胃肠道功能紊乱、癫痫、睡眠障碍及感知觉障碍常见。我们把这些与自闭症共存的卫星症状称为共患病。当你的孩子有下面几种常见的共患病时，你该怎么处理呢？

共患智力落后：30%～50%的自闭症患儿表现为基础认知能力的落后，比如注意力、记忆力、观察能力、理解能力、表达能力等，都明显低于同龄儿童。治疗方法要采取"早期、综合、足疗程"干预。家长要带孩子去专科医院，选择适合

孩子的客观评估方法，评估孩子的一般智力、理解能力、心理状态、社交发展和大运动、精细动作等，儿科医生、康复老师、家长、中医科医生等共同参与，针对孩子当前认知能力的基线制定干预目标。专业的治疗交给专业机构去做，家长要做的是保持乐观心态，多为孩子创设学习动机，回到地板时光，多跟孩子做游戏，不要代替孩子做事，在生活情境中不断强化机构训练内容，还有最重要的一条：一直坚持综合干预。

共患情绪焦虑：约占70%。孩子会易激惹、脾气爆发、心情不好，对一些特定的场所感到恐惧，或表现为爱出汗、心率加快。这时建议去看精神心理科医生，用药物加心理行为干预来解决。

共患多动症：占30%～50%。自闭症患儿的多动症往往表现出两个极端，或注意分散或注意过度集中，或异常好动、小动作多，或特别安静地躲在角落里玩很久。矫正的方法：多做感统的前庭功能训练，促进孩子大脑分化功能的成熟；做一些桌面作业的练习，比如涂色、找数字、剪纸、点连线、走迷宫、背数等，提高孩子注意力。如果多动和注意力不集中影响到孩子的学习和正常生活，大一点的孩子可在医生的建议下使用药物进行治疗。

共患癫痫病：约占30%以上。如果孩子出现突然抽搐，频繁点头、眨眼、咂嘴、栽倒、愣神等情况，要想到这可能是癫痫发作，建议立即去看医生，做脑电图、头部核磁等检查，并在医生的监护下使用抗癫痫药物进行治疗，不要轻信民间偏方。

共患胃肠问题：约占70%以上，多见胃炎、慢性便秘、食道反流、严重偏食、腹痛等。治疗上以恢复肠道平衡为重点。可以在医生的监督下，补充消化酶，并给予益生菌、益生元，回避不耐受食物等。

共患病好比给自闭症的孩子"雪上加霜"，不仅给治疗上带来困难，还会影响孩子的社会功能及生活质量。因此必须要早期治疗、全面干预。

79 如何对自闭症患儿进行融合教育

融合教育指帮助有特殊需要的患儿融入正常发展人群，一起参与正常化社会和学习活动的教育，包括社会融合教育和学校融合教育两方面。

社会融合教育的目的是培养患儿具备正常社会化生活的能力，包括衣食住行、购物就医、休闲娱乐、职业技能、人际交往、规则秩序等方面的融合能力，提高患儿独立性和自主性，成为能在社会中独立生活的人。

学校融合教育是患儿走向社会融合的重要组成部分，在学校融合过程中，提供患儿正常的社交环境，与同龄人共同学习、生活，患儿可以掌握文化知识，为以后融入社会做预备。在此过程中，患儿与同伴游戏互动，促进心理健康发展，为融入社会做社交与沟通技能上的预备。在此过程中，患儿逐渐提高判断是非能力、自我管理能力、解决问题能力，发展出独立自主的人格意识，为社会融合奠定良好基础。

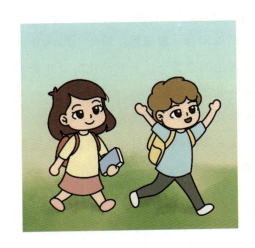

如何对自闭症患儿进行学校融合教育呢?

确保患儿具备融合前技能,包括安坐能力、听指令能力、适应环境能力、基础照顾自己能力、是否有攻击性行为和严重的情绪问题、是否具备认知基础和沟通表达能力等。这些融合前技能的获得,需要进行专门的康复训练,包括认知训练、适应能力训练、注意力训练、语言训练、社交训练、手功能和感统训练等。

患儿是否能够进入普通学校融合,还需要转衔评估、障碍评估和融合前预备训练。融合前预备训练有学龄前阶段融合和学龄期学校融合,即幼儿园融合预备训练和小学融合预备训练,在训练过程中创造集体环境,模拟精简化的幼儿园或小学教学设备和一日流程,模拟普通学校的教学模式,在特殊教育老师或者康复师的辅助下有目的地进行训练,使患儿感受和适应融合后学习的环境,对提前暴露的问题,进行科学有效矫正和引导。

患儿进入学校融合教育后,仍会出现各种问题。此时,家长需做好预备,与学校和康复机构建立合作关系,形成融合支持团队保障患儿融合教育的顺利进行。

80 自闭症治疗有哪些新的进展

2021年12月美国疾控中心报告:8岁以内儿童自闭症患病率达2.27%,而2年前是1.85%,增长了23%。自闭症患病率迅速增长,专家们对自闭症康复治疗的研究也取得新进展。

美国儿科学会列出的干预方法特点:一是一旦确诊要尽早干预;二是干预内容要符合孩子现有发展水平。干预时间每周要达到25小时以上,持续12个月;三是既有一对一的个体化学习,也有适当的小组活动;四是父母或养育者要参加系统培训,掌握必要技巧;五是创造机会让自闭症患儿与正常儿童一起活动,每次活动设置可以达到的小目标;六是一阶段结束及时评估孩子的进展、修订方案;七是越是发育严重落后的孩子,越要在生活环境有视觉提示、结构化训练。

ALSO自闭症干预新理念:A是促进孩子认知、社会适应能力发展。小年龄孩子重点提升沟通能力、共同注意能力、玩耍能力和运动能力,减轻自闭症的核心症状。这可以让孩子走得更远。L是学习必要的生活技能。使孩子生活得更愉快,生活质量更高。S是减少问题行为,学会基本的社交规则和技巧,可以让孩子做到"不打扰别人",并且"被别人喜欢"。O是学习一技之长。大年龄的孩子要提高学习技能和职业能力，可以让孩子将来能自食其力，独立生活。

自然环境下的随机教学方法：最适合家长在家里使用，步骤如下。①例如当孩子想玩小汽车时，不要立刻拿给他，延迟30秒，创设一个教孩子沟通的机会。②30秒后孩子仍没有回答，家长可以引导式发问，小力你想要什么。③孩子仍没有反应，可以继续发问："这是什么呀？"④教给孩子模仿说出"汽车"。

补充和替代疗法：2020年美国儿科学会自闭症指南推荐过此方法。一是基于肠道菌群与自闭症关系的研究，发现自闭症患儿肠道微生态紊乱与自闭症症状有肯定的关系。菌群–肠–脑轴通过双向制约，肠道菌群参与了维持大脑神经功能。因此把筛选过的健康人的肠道菌群提取出来，经过处理后移植到自闭症患儿肠道内。解决了部分孩子胃肠道症状、刻板重复、注意力差、多动、情绪焦虑等诸多问题。二是有计划地摄入天然食品：如含有 ω–3 脂肪酸的深海鱼（鳕鱼、三文鱼、沙丁鱼等）；摄入不饱和脂肪酸，比如亚麻籽油、奇亚籽油、橄榄油等；适当补充B族维生素、矿物质镁、维生素C、维生素A和维生素D。三是减少可能会加重症状的食品，即含糖高的食物，如精米、精面、巧克力糖果、奶酪等。有研究证明，麸质食品过敏会增加炎症细胞因子，这些细胞因子引起神经功能退化，也是引起或加重自闭症的因素之一。常见的多数带"麦"字的主食，如小麦，尽量少吃。主张吃大米、小米、玉米、藜麦、土豆、苋菜籽等，均是不含麸质的谷物和淀粉类食物。四是传统身心医学调理对自闭症孩子有帮助。比如按摩脊柱、推拿、针灸及穴位埋线等方法。

81 自闭症患儿干预治疗和康复训练哪个更重要

自闭症是一组慢性的神经发育行为障碍性疾病。过去几十年，对自闭症的认识已经取得了巨大进步。目前已经达成共识的是，一经确诊就要积极采取干预治疗措施，坚持"早干预、长程足量干预、个体化干预、综合干预"原则。家长在选择治疗方式时常有困惑，干预治疗和康复训练哪个效果更好，单一的干预训练效果如何，担心走偏了治疗路子，怕花了钱和时间却没有效果。那么该如何选择才好呢？

一是选择科学有效的方法进行干预。康复教育训练是重要的干预方法。目前常用的方法：① ABA 行为分析法。该方法改善儿童学习成绩，特别是提高认知和语言能力效果明显，也是最常用的矫正问题行为、塑造良好行为的干预方法。分三个步骤，前提 A：孩子出现这种行为的原因；行为 B：孩子出现了什么样的行为；结果 C：是对行为的强化奖励，还是忽略消退。通常根据孩子的能力、需求，制订一对一干预方案。②言语行为疗法。教会孩子如何使用语言提出要求和交流想法。分四种类型。提要求：如说出"汽车"得到汽车。命名：将自己看到的、感知到的表达出来，如当看到手机时说"手机"，摸到积木块时说"硬的"，听到爸爸的声音就说"爸爸"。仿说：重复别人说出的词或句子，如老师说

"苹果",小朋友就模仿说"苹果"。对话:能回答简单提问。③关键反应训练。这是促进儿童发展的"关键"领域,如沟通、语言和积极的社会行为,并从自我刺激行为中解脱出来。④结构化教学方法。其主要作用是提高孩子视觉信息处理能力、提高社交能力、注意力和执行能力。可以利用视觉提示卡,把孩子一天的活动顺序罗列出来,提醒孩子完成相应的任务或活动。⑤感觉统合训练。通过触觉、前庭觉、本体觉的训练,使孩子的情绪更加稳定、身体发育更协调、注意力更集中。感统训练已经被列为具有循证依据的训练方法。

二是采用综合治疗的方法进行干预。自闭症孩子有共患病的存在,单一的干预训练方法不能够解决所有问题。因此综合干预、系统治疗,在孩子发育的"关键龄"赢得时间就显得特别重要。综合治疗的方法:①药物治疗。帮助孩子集中注意力,减少多动、焦虑和易激惹,减少机体不适,促进神经发育。中医辨证帮助孩子调理脏腑、平衡阴阳,改善偏颇体质。药物治疗一定要在医师的建议下使用,不要听信"灵丹妙药"。②物理仪器治疗。通过生物磁、生物电等物理仪器方法,改善大脑神经功能的成熟度。此方法无创、无痛、安全可靠,是常用的辅助方法。③针灸推拿治疗。疏通经络,运行气血,调节阴阳,改善脑血循环,达到醒脑开窍、养心安神、调理情志的作用,改善核心症状,促进语言发育,提升认知能力。④营养与饮食的治疗。如果孩子伴有胃肠道症状,通过检测肠道菌群平衡状态,判断有没有肠道微生态的失衡。在医生的指导下给予益生元、益生菌调整;注意回避过敏食物;补充维生素、矿物质;必要时执行去麸质、去奶酪饮食。

总之，自闭症患儿的干预治疗和康复训练都很重要，以培养孩子基础生活能力、改善社交能力、建立适宜的社会规则意识、培养一技之长为目的。所以应在医生的指导下，选择综合而系统的治疗和康复训练方式。

82 如何纠正自闭症患儿的不良行为

如果把大脑中的神经元比作神经线路，不断地向外界环境或他人传达知觉，那么自闭症患儿就是神经线路出现异常，大脑中的信息发生紊乱。自闭症患儿像被罩在一个巨大的罩子里，与世隔绝，对他们而言，外界刺激是模糊的、遥远的，充满不确定的，他们无法准确地表达真实感受，这时只能用自己的方式克服紧张情绪，可能会自言自语、无目的地走动、咬指甲、尖叫，甚至攻击他人等。这便是自闭症的行为表现。

如何纠正自闭症患儿的不良行为呢？首先家长要本着不打、不骂、不唠叨、不欺骗、不威胁、不利诱的原则。针对问题行为给予温和处理。下面分享8个小锦囊。

（1）自然结果惩罚法

此法适用于理解能力弱的孩子，让孩子意识到行为本身带来的后果，比如为了纠正孩子吃饭拖拉等不良行为，家长可以在孩子面前把饭吃掉，或者把饭收走，明确告诉其不吃饭会饿肚子，也不会有零食，家长要坚持说到做到，让孩子认识到不吃饭会引起饥饿的自然惩罚。

（2）逻辑结果惩罚法

此法适用于有一定智力水平且有规则意识的孩子，让孩子意识到自己的行为与家长采取的管教措施有因果或逻辑关系，使用前家长提前告诉孩子可能会出现的结果。比如孩子很喜欢踢球，却不分场合地踢球。家长可以提前告诉孩子只能在操场踢足球，不可以在马路上或者教室里踢，如果在操场以外的地方踢足球，足球会被没收。此时，家长一定不能心软，说到做到，不管孩子如何哭闹，必须遵守。

（3）反应代价法

此法顾名思义是让孩子为他的行为付出代价。比如孩子总是乱扔东西、损坏玩具等，家长要告诉孩子如果再乱丢东西，今天就不能看动画片。注意，动画片一定得是孩子喜欢的，否则惩罚无效。惩罚之后要事后复盘，反复提醒他们，这就是反应代价。

（4）暂时隔离法

将孩子暂时放到安全、安静的房间或者地板上"晾"着，每次隔离五分钟左右，这是暂时隔离法。在隔离期家长不做任何关注，隔离后讲述原因。

（5）简单指正法

用平静的语气直接指出不被允许的行为。比如孩子打人，家长只需要提醒他"打人不对"即可,不要否定其人格,例如说"你怎么那么讨厌""你怎么这么坏"等话。

(6) 有计划地忽略法

在保证孩子安全的前提下,家长暂时离开,假装关注其他事情。当孩子不良行为停止时,及时关注孩子,但不要因为妥协而给孩子实质奖励,如吃零食或者给予玩具等。

(7) 活动取消法

孩子在玩游戏发生冲突或者出现不良情绪时,经提醒过后仍无法正常游戏,家长可以要求孩子停止游戏,直到调整好状态重新加入游戏为止。

(8) 物品剥夺惩罚法

以没收孩子喜欢的物品作为惩罚,惩罚结束几天后归还。比如孩子玩玩具时故意损坏,或者不愿意收拾玩具等,家长可以采取上述惩罚方式。

83 自闭症患儿仅仅依靠康复机构训练、上课可以恢复正常吗

自闭症患儿仅仅依靠康复机构训练是不能够完全康复的,只是有极少数轻度患儿在某方面有一点进步。医疗机构的干预治疗与社会上的康复机构训练是不同的。

假如把"正常"理解为医学上所指的"治愈",即患儿不再有自闭症,所有症状完全消失。那么,从目前的研究与临床调查来看,通过社会上的康复机构"训练"而"治愈"的自闭症患者几乎没有。

自闭症患儿通过早发现、早干预治疗、早训练是可以逐渐改善症状甚至恢复健康。经过坚持不懈的治疗,达到生活自理甚至独立生活并展示出良好状态的案例有很多。有些自闭症患者在成年后能够将自己的成长经历写出来,有的读大学,有的成为设计师,有的成为名誉海内外的著名艺术家。

自闭症患儿随年龄增长,症状不会有明显好转,反而会出现越加严重的情绪、心理、行为等障碍,使得越来越难以忍受家人或周围环境。由于被他人排斥,自闭症患儿的挫折经历会越来越多,将进一步加重自闭的状态。所以,一定要尽早去专业医院治疗。

干预训练是一个长期的系统工程,家长需要极大耐心和恒心,几乎伴随患儿整个成长过程。在康复治疗初期,患儿的症状比较明显,配合度较差,康复治疗的进度比较慢,康复治疗和康复训练需要一个很长的时间。所以家长对孩子进行持续的干预治疗和康复训练是极其重要的。

84 自闭症有药可治吗

提到治病,传统方式是吃药、打针、手术。在临床工作中,很多家长在得知孩子患有自闭症后很焦急,会说:"医生快给开点药吧，回去先吃着看看效果。"曾经有人把自闭症归结于父母对孩子的爱不够，提出"冰箱母亲"理论，也曾有人认为是疫苗导致了自闭症。治疗自闭症，人们尝试过各种方法，如"替代母亲"疗法、大剂量维生素疗法、扇巴掌和拥抱疗法等，在一些落后的非洲国家，人们甚至尝试利用"驱邪"的方式治疗自闭症。经过多年摸索，目前除了一些并发症，可以使用相应的药物控制以外，对自闭症的核心症状，还没有有效治疗药物。

2006年我国把自闭症列入残疾评定范围，儿童自闭症已上升到我国精神残疾排行榜榜首。《2020年度儿童发展障碍康复行业报告》中指出：早诊断、早干预、早治疗是提高自闭症预后效果的唯一途径。

举个案例，一个家庭，两胎3个男孩中有2个被诊断为自闭症，当时爸爸带着两个儿子就诊，大儿子已经8岁，在4岁时被诊断为自闭症。爸爸说从来没听说过自闭症这种病，当地说话晚的孩子也不少，感觉再大一点也就会说了。由于家长对疾病无认知和家庭经济原因，虽然当时医生说得比较严重，但他们仍选择了吃药治疗，认为既然是病，吃药肯定是没错的，断断续续的中药、西药吃了一年多，症状非但没有缓解，还有加重趋势，孩子一直不会叫爸爸、妈妈，智力水平严重落后，最终放弃治疗。在这个孩子6岁时，他们又生了一对双胞胎儿子，小儿子在一岁半以后逐渐开始表现出一些不同，他在1岁2个月的时候开始叫爸爸、妈妈，最好的时候单字和叠词的量可以达到二十几个，来就诊时1岁10个月，妈妈说孩子现在基本不说话了，连爸爸、妈妈也几乎不叫了，确定听力正常，除了妈妈叫他偶尔会有回应，其他人叫他都不回应，活动过度，不听指令，特别难看护，不会用手指指物；无论是白天还是晚上睡觉一直抱着小毛绒玩具，喜欢玩开关、转圈圈、看广告，总是发脾气，哭闹滚地，严重时会撞头。爸爸说，孩子像极了当初的大儿子。经过检查评估，诊断为中重度自闭症。爸爸说有了老大的教训，小儿子无论如何不能耽误，开启了康复之路。经过近两年的综合干预，在3岁8个月的时候，孩子再次来复诊时已经具备了主动交往的能力，目光交流和呼名反应虽不及正常孩子，但也能达到60～70%，可以指认各种物品，回答问题也比较恰当，刻板不明显，眼神还存在飘忽不定、注意力不太集中，完全没有情绪问题，半年前已经上幼儿园了，课堂上可以安坐并能认真回答老师的问题，与小朋友交往虽不是那么主动，但也能跟随。经过诊断评估，小儿子不再符合自闭症的诊断条件了，按照通俗的说法是"摘帽儿了"。

实际上临床上这样的案例并不少见，大量案例和医学研究证明自闭症虽无药可治但也不是不治之症。经过正规的综合诊疗和康复，每个自闭症患儿都有望"摘帽儿"。

85 自闭症患儿需要终身服药吗

自闭症病因复杂，目前尚未研究出可以治疗自闭症的药物。

可是，为什么自闭症患儿要不断服药治疗呢？因为无论患哪种类型自闭症，都会存在不同程度、不同状态的自闭症共患病。这些共患病症状会存在一些非特异性表现，需要药物调整。

自闭症患儿的共患病有以下7种：①共患焦虑障碍；②共患多动障碍；③共患抽动障碍；④共患癫痫；⑤共患肠胃功能失调；⑥共患睡眠障碍；⑦共患智力精神障碍。

自闭症是一种大脑发育性障碍，自闭症共患病的产生和发展会加重大脑功能性改变，进一步损伤大脑神经。所以，自闭症共患病需要药物治疗调整。

轻度自闭症患儿通过及早干预治疗可能会恢复正常，不需要终身服药。部分身体较弱的自闭症患儿又属于中度以上甚至是极重度的，共患病现象也相对较重，需要服药逐渐改善。

86 自闭症患儿吃中药能起到什么作用

自闭症在中医学属于"五迟""癫证"等疾病范围。中医学认为本病的发生是由于患儿先天禀赋不足，比如孕期因素、孕期用药、感染疾病、先兆流产、宫内窘迫，以及新生儿缺血缺氧性脑病、出生早期胆红素长时间超标；后天失养所致的主要有脾胃吸收问题、新生儿养护问题等。

患儿病位在脑，和中医学理论"心肝脾肾"有密切关系；脑居颅内，"由髓汇而成"，《素问·五脏生成》云"诸髓者，皆属于脑"。脑的功能正如《素问·脉要精微论》所说，"头者，精明之府"。

根据中医学理论，通过八纲、脏腑、三焦等辨证分型，分析病因病机，很多病例都通过干预训练结合中药治疗，缓解和改善神经失调症状。

根据中医学理论，自闭症主要分为以下四个证型。

（1）心脾两虚证

本证主要表现为少语或不语，行为孤僻，唤名反应差，眼神对视时间短或不对视，伴有精气神不充沛表现，神疲乏力，胆怯易惊，睡眠质量差，半夜易醒，夜啼，纳差，挑食。治宜健脾养心，醒脑益智，一般采用养心汤合菖蒲丸加减治疗。

（2）心肝火旺证

本证主要表现为少语或不语，行为孤僻，喜欢喊叫、尖叫，声音高亢，行为刻板，伴有急躁易怒、多动兴奋，情绪不宁，爱跑爱跳不知疲倦，自言自语，无原因发笑，难受约束，不寐或夜寐不安。治宜清心平肝安神定志，一般采用丹栀逍遥散合安神定志丸为基础方加减治疗。

（3）痰蒙心窍证

本证主要表现为喃喃自语，孤独离群，行为孤僻，唤名不应，反应迟钝，神情呆滞，对指令视而不见，充耳不闻，大多会伴有流口水、咬东西等。治宜豁痰宁心，醒脑开窍，一般采用涤痰汤加减治疗。

（4）肾精不足证

本证主要表现为语言、运动均发育缓慢，行为孤僻，刻板行为明显，同时伴有身材矮小瘦弱、动作笨拙等特点。治宜滋补肝肾，填精益髓，一般采用六味地黄丸合菖蒲丸加减治疗。

自闭症患儿除了三大核心症状外，还常伴随失眠、睡眠不规律、情绪障碍、饮食等问题，中药能有效改善症状，比如方药中的酸枣仁、龙骨、夜交藤能够起到养心安神作用，对患儿的睡眠障碍起到很大帮助；石菖蒲、麦冬、柏子仁、丹参等能够醒脑开窍，对提高孩子认知和语言功能有明显作用；龙骨、珍珠母、栀子、莲子心等药物清心肝火，安神定志，对于多动急躁、不能静坐的孩子有效果。

87 为什么一些自闭症患儿需要服药，除了服药还有其他选择吗

一些自闭症患儿需要服药，是因为这些药物可以帮助自闭症患儿改善某些合并症状。自闭症患儿常常会同时伴有很多情绪、行为问题，所以可能需要选择多种药物来治疗。比如自闭症常常会合并多动症，这时可以用一些治疗多动症的药物，比如专注达、择思达、静灵口服液。还有的孩子会有明显的行为问题，比如攻击性行为、违抗、拖拉等，如果家长和老师很难管理、无法训练，这时候就可以使用一些精神类的药物，使他能够安静，更好地接受康复治疗。对于有情

绪问题的孩子，可以使用一些调节情绪的药物，比如利培酮、阿立哌唑。有睡眠问题的孩子，可以使用一些促进睡眠类的药物，如褪黑素。还有一些孩子常伴有便秘和腹泻等胃肠道症状，也会用一些调节肠道的药物，比如双歧杆菌等。

这些药物可以很好地缓解症状，但家长一定要在医生的指导下使用。当孩子出现中度或重度的行为问题时，其他治疗方式效果不明显，而问题行为又使孩子处于伤害自己或他人的风险中，比如严重影响学习、很难与他人相处、影响社交活动等，医生会推荐使用一些辅助性药物。实际中家长认为药物有副作用，不接受用药。其实，用药后对改善症状有明显效果。

服药期间，家长需要关注孩子日常表现，将情况积极告知就诊医生，观察是什么原因导致某种行为，并积极治疗可能相关的机体问题。比如牙痛或腹痛容易发脾气；晚间休息不好可能导致白天注意力不集中。所以，治疗机体疾病或者改善生活习惯，规律饮食、睡眠等可能会改善行为问题。有些家长总是满足孩子的无理要求，无意中强化了问题行为。家长可以在儿童心理行为老师的帮助下，通过认知行为疗法帮助患儿缓解焦虑、抑郁，提高社交技能。

心理老师还可以指导父母掌握如何帮助孩子的方法，帮助父母更好地应对各类问题，如用图片帮助孩子理解时间，制定每日时间表等。

对于一些特别排斥用药的孩子和家庭，除了药物，我们还有其他选择吗？我们也可在专科医生的指导下尝试选用一些非药物治疗方法，有效果当然好，如果没有达到明显改善的目的，建议家长还是要在专科医生的指导下给孩子进行辅助药物治疗。

88 物理治疗对自闭症患儿的治疗作用有哪些

物理治疗是利用物理仪器，比如生物磁、生物电、低频脉冲、超声波等，达到治疗的目的。

物理治疗可以作用于人脑相应区域，促进血流、脑神经细胞代谢，调节大脑神经兴奋或抑制的过程，改变大脑功能状态，改善患儿的症状，提高其生活质量。物理治疗是一种无创、无痛、安全可靠的治疗方法，配合药物治疗效果更佳，所以自闭症患儿更乐意接受。

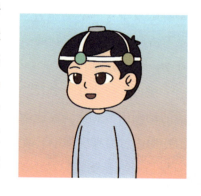

下面介绍几种常用的物理治疗方法。

第一种是听觉统合治疗方法。对听知觉处理障碍的自闭症患儿，常用数码听觉统合干预训练，用不同频率的音乐刺激脑部活动，矫正听觉反应迟钝或过度敏感的现象。这个方法可以改善自闭症患儿的听觉处理障碍，矫正行为紊乱及缓解焦虑情绪，适合伴有语言发育迟缓、情绪障碍及多动症的自闭症患儿。一个完整治疗周期为20次。

第二种是经颅磁刺激治疗方法。生物磁场可以无创透过颅脑屏障作用于脑细胞和脑血管，修复损伤的脑细胞，促进脑血循环，干扰和抑制异常脑电波，调节大脑皮层兴奋性，从而纠正自闭症患儿精神活动紊乱。本法对改善自闭症患儿的语言障碍、发育迟缓、伴有认知功能障碍、情绪失调、抽动症、多动障碍等临床症状有一定的治疗作用。10次为一个治疗周期，每次治疗20～30分钟。

第三种是吞咽神经电刺激治疗方法。这是通过特定的低频脉冲治疗电流，对孩子的吞咽、构音肌群进行电刺激，促进麻痹受损的神经复苏的一种治疗方法。通过治疗会提高孩子吞咽及语言的活动能力。本法适合自闭症伴有发音不清晰及有吞咽功能不良症状的孩子。10次为一治疗周期，每次治疗20～30分钟。

第四种是电子生物反馈治疗方法。这是利用色彩鲜明有趣的动画信号刺激，完成大脑生物反馈的治疗过程。孩子在治疗中注意力高度集中，通过调节脑电波，使孩子大脑兴奋、抑制趋于平衡稳定。这个治疗项目适合伴有注意力不集中、多动症、情绪障碍、抽动症的孩子。但要求孩子要配合，能安坐20～30分钟。

物理治疗方法很多，是一种温和、非侵入、安全而有效的方法。家长们要继续向治疗师咨询注意事项，按疗程坚持治疗才有更好的疗效。

89 针刺治疗自闭症的原理

自闭症是一种慢性的精神障碍性疾病。自闭症的主要表现有以下几方面：一是眼不视人，目光回避；不愿交际，自我封闭；或郁或躁，情绪不宁。二是无语，独语，语言重复，吐字不清，言语难以理解。三是动作刻板重复，行为定式，兴趣狭窄，感觉迟钝。四是有不同程度的神智迟缓。

中医通过病因辨证，认为自闭症的病位在脑，同心、肝、肾三脏关系密切。"脑为元神之府"，主宰生命活动，人的视、听、言动及思维感觉记忆等均与脑的功能有关。自闭症患儿脑髓失养，

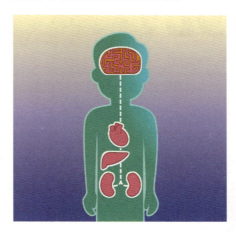

神思涣散，需滋养精、气、神；"肾为先天之本"，自闭症患儿先天肾精亏虚，元神不得滋养，出现了视而不见、头脑昏沉等"神浊"的表现，需滋补肝肾，化解痰湿浊气；"心主神志"，自闭症患儿神失所养，心窍不通，即表现在不喜交际、听而不闻等，需宁神益智开心窍；"肝主情志，调畅气机"，肝气郁滞则心情郁闷，急躁易怒，生长发育迟缓，需疏肝解郁，行气活血。

目前临床上大多采用中西医结合治疗的方法，特别是针刺治疗，对于自闭症患儿的康复效果明显。针刺治疗分为头针治疗和体针治疗。头针治疗主要是在孩子的大脑功能区，例如语言区、情感区、视区、听区、感觉区等，辨证取穴；体针治疗主要是选取心经、肝经、肾经等相应的穴位。针灸治疗可以疏通经络，调整脏腑，平衡阴阳。针刺治疗是一种安全、绿色、有效的治疗方法。

90 患儿进行针刺治疗时，会很痛和有副作用吗

针刺治疗自闭症有一定优势，主要作用是醒脑开窍，疏通经络，运行气血，调整脏腑，平衡阴阳，同时改善核心症状，提高孩子的智力，促进孩子语言表达，稳定孩子的情绪。很多家长愿意让孩子接受针灸治疗，但他们看到孩子针灸时，身上、头上扎了很多针，不免又有很多担心：这会不会很痛啊！会不会有什么副作用？

其实，针刺在我国已经有几千年的历史了。针灸治疗自闭症是一种整体性、个体化、有一定疗效的治疗方法。在给儿童做针灸时选用的是一次性针具，而且针是最细的，疼痛感也是最小的。针刺具体分头针和体针治疗。头针是针在孩子的头皮帽状腱膜下，不会伤到孩子的大脑。体针一般进针0.1～0.5寸，也不会碰到或损伤孩子的脏腑。进针后会有酸酸麻麻的"针感"，不会引起很明显的疼痛，更不用担心会有什么副作用。孩子在最初针灸时哭闹，多是由于对扎针感

到害怕,坚持几天就会配合。小小银针能治大病,针灸治疗属于纯绿色自然疗法,对孩子非常安全,对身体基本没有损害。请家长们在专业医生的指导和建议下给孩子采取这种治疗方法。

91 自闭症患儿不配合针刺治疗怎么办

针刺治疗分为头针和体针两部分。

头针主要针对头部穴位和功能区反应点进行针刺,激发脑神经功能。

体针主要是针刺手和手腕部及下肢、足部穴位,主要作用是调整脏腑功能,改善睡眠、饮食等方面的问题。

针灸对改善核心症状及合并症状起到重要作用。临床中,除了有针灸禁忌证的患者,其他建议均按疗程配合针灸治疗。

很多家长都有顾虑,比如:我家孩子吃药打针都不配合,更不能配合针刺了;或者是很多家长担心针刺太痛苦,怕孩子遭罪;还有的爷爷奶奶等老年人,没有对孩子不说话的原理搞清楚,不理解不说话为什么要扎针灸。

实际上临床研究发现,95%患者对针刺疼痛感觉不明显,而且儿童针刺一般进针 0.5~1 寸,主要是头皮穴位。绝大多数自闭症患儿刚开始痛觉比较迟钝,更不会感觉疼痛,大部分孩子能够比较安静和配合。所以采用针刺配合治疗,能早日取得良好效果。

92 自闭症患儿只吃药不针灸可以吗

治疗自闭症的药物包含中药和西药，使用中药更多一些。此外，针灸也是治疗自闭症的方法之一，协同治疗，效果更好。有的家长会说，既然都是治疗自闭症，只吃药就行了；也有孩子服药困难，家长又说只针灸就行了。这些观点在临床比较常见，下面就来讲一下中药和针灸治疗自闭症的原理。

中药治疗主要根据患儿症状特点，辨证分型，调理脏腑，改善症状。中药除能够改善核心症状外，还能改善伴随症状，比如失眠、厌食、情绪障碍等。

针灸治疗主要是醒脑开窍，改善脑循环，对脑神经功能有重塑等作用，通过针灸激发脑内正气，提高受损的脑细胞功能，增加脑内细胞突触生成，从而恢复脑神经的功能。

综上所述，中药和针灸对自闭症的治疗都有明显作用，只不过起作用的角度不同。多种治疗结合起来，共同起作用，才能达到更好的疗效。

93 为什么做了针刺，还要做穴位埋线

穴位埋线是采用埋线器械，将可吸收的植物蛋白线植入到相应的穴位上，起到一个持续的治疗作用，一般持续时间能达到15～20天。治疗自闭症，可选择哑门、四神聪、心

俞、神门、身柱、命门、百会等穴位。这些背部腧穴可以激发人体阳气、正气，从而促进大脑功能发育，改善脑细胞功能，恢复大脑功能。穴位埋线的部位一般在背部或腹部，如果不太便于每天针灸，采用埋线这一方法，可保证持续效果。

针刺的目的是醒脑开窍，以"通"为主要作用，穴位埋线以"补"为主，恢复脑细胞功能。两种方法配合起来，才能起到更好地恢复大脑功能的作用和疗效。

94 国外治疗自闭症也用针刺吗

临床中，很多家长好奇针刺治疗自闭症的原理，也有人问，国外自闭症是怎么治疗的，也扎针吗？

中医是中国的国粹，而针刺是中医治病的一种常用手段。针刺治疗自闭症主要通过刺激头部和四肢的穴位，以及相应的脑功能反应点，反射性地增加脑部微循环，激发正气，促进脑细胞代谢，恢复脑神经通路来起作用，有绿色、安全、有效、便于操作等优点。

在国外也有很多优秀的针灸医师治疗各种病症，其中很多针灸医生用针刺治疗自闭症。

临床案例：2019年，有一个叫Anny的中美混血小女孩，2岁时在美国确诊自闭症。她在当地进行了一年左右的康复训练，效果不明显，眼神对视和呼名反应依旧很差，几乎不会说话。她随母亲回上海探亲，听说针刺可以治疗自闭症，到上海第二天就驱车来到某医院。医生通过问诊了解病史以后，制订了15天的针刺配合物理治疗方案，当针灸到10天左右的时候，Anny有眼神对视了，也能听懂一些指令了，而且会叫妈妈了。孩子的父母说太神奇了，治疗15天以后，Anny会说"拜拜、你好、真棒"等一些单词了，出院时家人找到我们，问美国那边有没有认识的针灸医生，回去以后按疗程继续用针刺配合治疗。刘震环教授联系了在美国当地的一个学生，为Anny继续开展针刺治疗。经过回访，Anny经过半年左右的治疗，已经能进行简单语言交流了，也能听懂指令和遵守规则，后来就读当地幼儿园。国外越来越多自闭症的孩子接受针刺治疗，希望针刺能帮助更多国内外自闭症患儿。

95 仪器物理治疗不痛不痒，为什么患儿会害怕不配合

家长发现孩子对仪器物理治疗感到害怕、不配合，有的孩子甚至比扎针时表现得还要害怕。常用的仪器物理治疗有超低频短波、经颅直流电、重复经颅磁、吞咽刺激治疗、听筒等。有的只是让人有麻麻、凉凉的感觉，所以家长认为是孩子不听话才不配合。

对于自闭症患儿来说，很多异常行为都是感官异常造成的。有些感觉可能迟钝，有些感觉或声音又太过于敏感，因为视觉、触碰感觉不正常，造成孩子不适应物理仪器。部分孩子对某些声音太敏感，不适应仪器发出的震动声音。部分孩子感觉出现混乱，对震动声音或仪器接触身体特别是头部，

会出现触觉和感觉混乱，所以会害怕，一般这些孩子不喜欢头上有东西包裹的感觉。部分孩子在做物理治疗时，不喜欢被固定在一个位置，多数坐不住，一般这一类孩子，平时易兴奋，爱跑动。

虽然很多孩子刚开始很抗拒物理治疗，但家长需要有一定耐心，通过玩具或视频分散注意力，他们就能配合，连续做几次以后，孩子也能积极配合。仪器物理治疗对恢复脑神经感知觉起主要作用，希望家长要有耐心，慢慢让孩子适应和配合，争取更好的效果。

96 什么是菌群移植，哪些自闭症患儿适合应用

20世纪60年代，科学家发现肠道细菌的组成与自闭症行为之间具有关联。进入21世纪以来，随着基因组学的快速发展，人体肠道逐渐被人们重新认识。肠道并非简单的器官，而是一个复杂的生态系统，在肠道里面存在着一大群看不见的微生物。定植在人体胃肠道的微生物群体是一个与人体共生的庞大复杂生态系统。根据微生物的生理功能，将它们分为三类：有益菌、中性菌和有害菌。

肠道微生物发育和儿童脑发育过程是同步的，婴儿的肠道菌群有自己的生育发展规律，妊娠期母体的肠道菌群会影响胎儿的神经和免疫系统发育。婴儿期时，外界菌群开始在婴儿的肠道内定植，1岁左右肠道微生物趋于稳定，3岁左右肠道菌群与成人类似或一致。人类大脑有类似的发展发育阶

段,3岁左右既是肠道微生物发育的关键节点,也是大脑发育的关键阶段。3岁正是大脑神经元数量最多的时候,总数可达成年人的两倍。3岁以下的幼儿会由于摄食不足、消化不良引起生长发育迟缓,肠道菌群多样性下降,潜在致病菌增加。

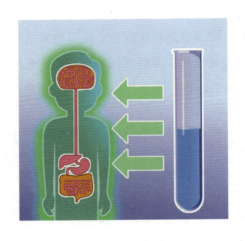

肠道菌群可直接影响儿童神经系统发育。菌群和大脑、肠之间有着密不可分的关系,数以万计的神经元组成肠道神经系统,存在于胃肠道黏膜,负责平衡肠道功能。肠道和大脑之间通过迷走神经途径、神经内分泌途径、免疫途径进行沟通,影响孩子的一些行为、思维和运动方式。这就是肠-脑轴。肠道菌群通过脑肠轴影响大脑的发育和功能。因此脑-肠-菌轴在自闭症发生发展过程中起到重要作用。肠道发育逐渐成熟,大脑发育也逐渐完善。当菌群发育衰落时,大脑发育也在下降。肠道菌群和认知改善密切相关。近几年,研究表明,消化道菌群紊乱与自闭症的发生具有一定的相关性，并且益生菌及肠道菌群移植等生物干预治疗对自闭症的治疗有一定效果。

那么什么是肠道菌群移植呢？

肠道菌群移植又叫粪菌移植，是通过先进技术。筛选出完全健康的供体，供体提供粪便，从中分离提取菌液，然后通过测序等技术手段，与患者进行配型，把健康菌群直接移植到患者肠道里，重塑患者肠道微生态结构，其目的是把健康有益微生物移植到有问题的接受者体内，起到治疗作用，达到干预治疗，改善各种症状。

来自美国的一个医疗团队对18名自闭症患儿进行了粪菌移植，并在移植后两年对参与者进行随访发现，参与者肠道菌群的多样性显著增加，其胃肠道症状大部分得到了改善，自闭症相关症状也在治疗结束后减轻了近50%。

哪些自闭症患儿适合菌群移植，需要根据具体病情和相关检查情况进行综合评估。

97 自闭症预后的决定因素有哪些

自闭症是由大脑广泛性发育障碍引起的以不同程度的社交、交流障碍和兴趣狭窄和刻板行为为主要症状的脑功能障碍性疾病，是世界上公认的最难治疗的儿童脑功能障碍疾病。目前认为其病因有遗传因素（遗传或基因突变）、妊娠期宫内环境因素如营养缺乏、缺氧，药物、微生物感染等免疫因素或理化因素等。

为什么有些自闭症患者预后较好，成年后可以正常工作。而有些患者却终身不能自理？国内外综合研究证实，自闭症的临床预后由以下几个因素决定。

首先，影响自闭症预后的因素是病情的程度，病情越重，自闭症 CARS 评分越高、患儿智力越低，预后越不佳。病情越重代表脑发育障碍越严重，尤其是遗传或基因变异引起的综合征，如雷特综合征、脆性 X 染色体综合征或伴有癫痫、语言倒退的自闭症患儿预后一般比较差。

其次，自闭症预后与是否早期接受了专业的促进脑功能改善的中西医结合治疗和干预训练有密切关系。自闭症患儿由于脑发育障碍引起的症状，采用"醒脑开窍"针刺或穴位埋线和物理仪器等方法，可以调和气血，疏通经络，改善脑细胞功能，促进神经突触形成和建立脑神经环路，从而改善语言、认知、社交能力。另外有研究证实，垂体后叶素及肠道菌群微生物的调控治疗，对改善自闭症患儿症状也有一定效果。

自闭症预后与接受专业治疗和干预的年龄密切相关，0～6岁是黄金治疗时间，同一患儿，年龄越小，效果越好，预后也越好。年龄越小，大脑的发育空间越大，大脑的可塑性就越大。3岁时大脑发育已经接近成年人大脑的80%，还有20%的可塑空间，干预治疗的效果会更好，6周岁时已接近成年人大脑的95%，可塑性较小，干预效果会大打折扣。

要强调的是，自闭症是一个终身性疾病，其典型特征会伴随部分患儿终生。因此，家庭干预训练显得尤其重要，从确诊之日起，家长要耐心学习各种家庭干预技能，帮助孩子发展语言、认知、社交等能力。家庭干预训练是一个漫长的过程,家长不可操之过急,一定做好长期应战的心理准备。

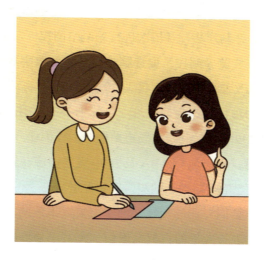

98 自闭症患儿怎样才能获得最好的康复效果

　　自闭症是世界上公认的最难治疗的儿童发育障碍性疾病,许多自闭症患者没有生活自理能力。在临床中经常有家长问:我的孩子怎样才能获得最好的康复效果呢?那么下面就和家长谈谈这个问题。

　　孩子一旦确诊自闭症,应立即到专科医院进行干预治疗和训练,年龄越小,治疗效果越好。0～6周岁是黄金治疗时间,5～8周岁开始干预要比8周岁后开始干预效果好。

　　早期以改善脑功能为主、训练为辅,治疗训练同步进行。大脑是语言、社交、行为的司令部,自闭症是由脑发育障碍引起的。因此，修复脑发育障碍，改善脑功能，是治疗自闭症的关键。脑功能改善了，症状才能得到改善。

目前改善脑功能的最佳治疗方法是石学敏院士的"醒脑开窍孤独症针刺疗法"及依次进行的经络调控、穴位埋线等。通过经络穴位疏导调控，促进脑神经环路的改善和建立，从而大幅度地改善自闭症的症状。

各种物理仪器作为辅助治疗也起到一定作用，有的患儿还可以辅助以垂体后叶素及肠道菌群的调控治疗。

治疗时，积极地与ABA及DTT康复训练联系，可加快脑功能恢复。治疗与训练同步，互相促进。

家长也要向专业的训练老师学习家庭干预的方法，在日常生活中，进行大量的自然情景教学家庭干预训练，作为专科医院治疗和训练的补充。

患儿小康是经治疗后入学的成功案例。

小康，男，4岁11个月，3岁时在某省儿童医院确诊为中度自闭症，在当地康复机构训练一年，无明显改善，无语言能力，不能社交。4岁时来医院就诊，经"醒脑开窍特殊针刺"及穴位埋线治疗和仪器治疗，同时进行ABA康复训练。同时，近1年来，家长在医生指导下每天坚持自然情景教学家庭干预训练，一个疗程后眼神可对视，三个疗程后出现语言，六个疗程后可表达五字短句，能够进行基础社交活动，可以唱儿歌，绘画，完成非洲鼓表演。现在患儿已成功入学，并可以配合老师完成课堂基础内容，与同学共同完成小游戏，基本达到临床康复。

99 目前比较好的自闭症治疗方法是什么

自闭症是由于基因遗传因素（遗传或基因突变）和胎儿宫内的环境因素如营养缺乏、缺氧、药物、微生物感染免疫因素、理化因素两方面导致的大脑广泛性发育障碍性疾病，是世界上公认的最难治疗的儿童脑功能障碍疾病。

世界上对于自闭症发病机理的研究较多，也取得了一定研究成果，如发现自闭症患儿大脑皮层存在一些细胞层缺失的斑块，这些斑块在胎儿时期就已经形成了；大脑中存在神经胶质细胞激活炎症反应；下丘脑灰质体积减少；催产素和加压素缺少；脑内神经递质失衡；杏仁核海马存在不同的病理改变等。但现在，自闭症的基础病理研究尚没有突破性进展，所以西医治疗自闭症没有大的进展。临床上采用的仪器或药物治疗只是辅助作用，自闭症干细胞生物治疗和肠道菌群调控治疗及垂体后叶素补充治疗处于科研阶段或临床初级阶段，疗效有待评估。

近几十年来中医治疗自闭症取得了非常好的效果。

中医学认为"神"是整体观念的重要内核，《灵枢》中有"粗守形，上守神"的重要思想，神反映了机体高度和谐和精细调节的特点。石学敏院士对于"神"的生理、病理、诊断、治疗主要总结了4点。神之所在——脑为元神之府；神之所主——人体一切生命活动的过程；神之所病——百病之始，皆本于神；神之所治——凡针之法，必先调神。该观点极大地丰富了中医学"神"的理论学说。

石学敏院士的"醒脑开窍孤独症针刺疗法",通过对四神聪、百合、上星、语言区、风池、风府等几十个主要穴位实施特殊量化针刺手法,或通过穴位埋线方式经络调控,可以调节培补后天以化生气血,补益肝肾,疏通经络,醒脑开窍,醒神调神,开窍启闭,使萎缩变性的细胞结构恢复正常,增强脑生物电活动,有效促进神经突触和神经环路的建立,显著改善自闭症患儿的语言、社交、认知能力。

循证医学证实自闭症的专业康复训练对症状改善有作用,但训练一定要规范化、正规化,不能鱼目混珠,宜采用ABA训练模式、DTT回合式教学。

100 我的孩子确诊为自闭症,治疗到什么时候能见效呢

一旦确诊为自闭症,患儿要尽早进入治疗、个体化综合性干预、全生命周期管理的长期干预模式。干预的总目标是减轻患儿的核心症状,减少不恰当行为,提高言语表达、基本认知、社会适应、职业技能等能力。自闭症被定义为"终身残疾""不可治愈疾病"的时代已经是过去式了。一些科研数据显示,部分自闭症患儿经过早期科学治疗,可以获得正常的认知、比较流畅的语言表达、良好的社会行为规范、基本的社交技巧等,基本接近或达到正常孩子的水平。确诊自闭症后,家长们最关心、咨询也最多的问题是什么时候能够

见到疗效。可以肯定回答的是，只要坚持正确治疗，大部分自闭症的孩子会有确切的疗效。但什么时候能见到效果，能不能达到家长的期望，与以下因素有关。

（1）与患病程度有关

经过诊断和全面评估，医生会给出明确的自闭症严重程度判断，如轻度、中度还是重度。轻度患儿经过1～2个疗程（大概3～6个月）密集干预，疗效很明显，即见效快、预后好。如果孩子为重度，需要干预的周期要以年为单位看疗效。

（2）与语言受损程度有关

经过语言评估，明确患儿语言所处的水平。如果语言基线水平较好，经过系统综合干预，语言能力可以很快提高。这种情况常常表示预后良好。反之经过2个疗程的系统干预，患儿的语言能力进步不明显，则需要更长时间的治疗。

（3）与智力发育水平有关

如果是高功能自闭症，患儿智力发育水平基本正常或接近正常。经过系统干预会使核心症状越来越少，看起来已经接近正常孩子的适应能力。患儿的行为问题会得到控制，可以正常入学甚至完成高等教育。反之智力受损严重，治疗效果慢，需要更大强度和更长时间的干预。

（4）与开始干预的年龄有关

3岁前开始干预，孩子大脑神经的可塑性强，代偿功能好，效果明显，一般一个疗程（3个月）会有明显变化。

治疗没有天花板！很多康复效果理想的案例都有一个共同的特点：家长的坚持和配合。医院和干预机构只能为自闭症患儿提供阶段的治疗和干预，而基于家庭环境的长期干预教育却伴随他们的一生。

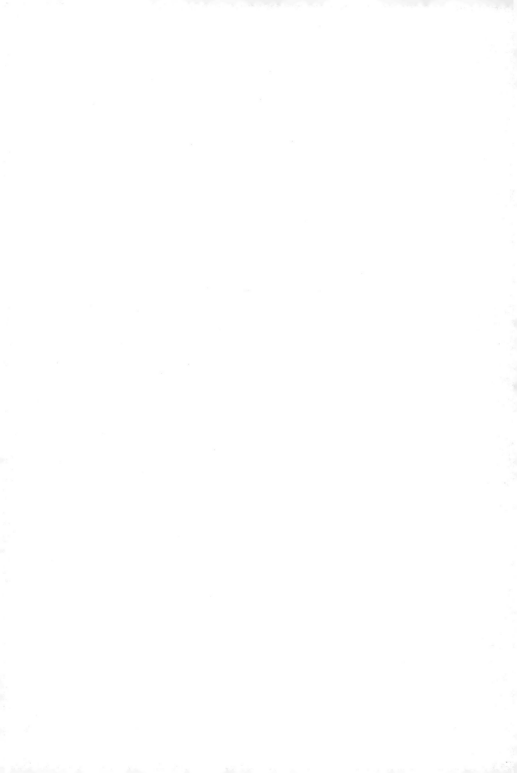